最もシンプルで，
しかもポイントがよくわかる

心臓血管外科の術後管理と看護

山中源治 東京女子医科大学病院看護部　急性・重症患者看護専門看護師

小泉雅子 東京女子医科大学大学院看護学研究科 准教授　急性・重症患者看護専門看護師

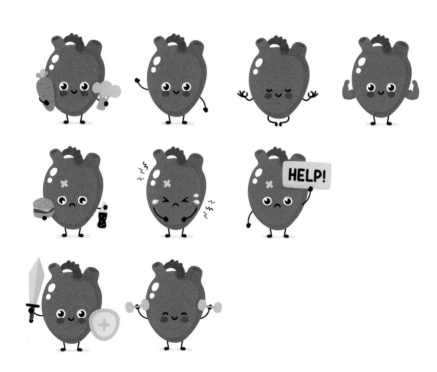

総合医学社

●●● 執筆者 ●●●

山中源治　東京女子医科大学病院看護部　　　第2章，第4章
　　　　　急性・重症患者看護専門看護師

小泉雅子　東京女子医科大学大学院看護学研究科准教授　第1章，第3章
　　　　　急性・重症患者看護専門看護師

●●● はじめに ●●●

　近年，心臓病その他の循環器病や脳卒中が，国民の生命および健康にとって重大な問題となっている．そこで，循環器病の予防に取り組むこと等により国民の健康寿命の延伸等を図り，あわせて医療及び介護に係る負担の軽減に資するよう「脳卒中・循環器病対策基本法」が成立した．心臓血管外科領域においてもまた，後期高齢者率が増大する 2025 年問題などの医療経済・社会的な背景により，医療提供や管理がますます厳しいものにならざるを得ないことが想定される．

　心臓血管外科手術は，いずれの施設においても標準的な術式や術後管理・ケアが提供できるようになり，安定した成績を維持している．一方で，生命維持に必要な心臓に手を加え，状況に応じて人工心肺も使用するため，ほかの臓器の手術以上に患者には過大な侵襲が加わる．そこで本書では，患者がこれら侵襲を乗り越えるために看護師が知っておくべき基本的な管理・ケアのポイントを中心に取り上げた．

　第 1 章「心臓血管外科周術期に必要な基礎知識をおさえる」では，術前のリスク評価や循環生理について触れ，第 2 章「術式・血行動態をふまえた術後管理・看護の実際」では早期退院を目指すために必要な術後回復能力強化プログラムや臨床でよくみる疾患について取り上げた．第 3 章の「術後合併症の管理・看護」は，若年の看護師やメディカル・スタッフが心臓血管外科手術や術後管理・ケアについて理解できるように，さらに経験を重ねた看護師にとっても「今さら聞けない重要なこと」をまとめた．第 4 章「モニタリングと補助循環の理解」は集中治療領域でよくみる医療機器についてピックアップし，術前・術後管理の応用編として解説した．

　本書の対象は，心臓血管外科手術に携わる集中治療室，手術室，一般病棟の幅広い看護師やメディカル・スタッフであり，筆者らによる看護セミナーの内容を厳選し，コンパクトにまとめ上げたものである．「臨床に明日から役立つ」「これは基本的なポイントだ」「ここがわかれば，よりケアに役立つ」など，明日からの現場ですぐに活かせるようなメッセージを込めている．患者の管理・看護ケアの参考書として，心臓血管外科手術後の看護の質の向上や後進者の教育に役立てていただけたら幸いである．

　さいごに，書籍化にあたり多大なるご厚情を賜り，長きにわたり辛抱強く支えてくださった総合医学社編集部のみなさんには心より感謝の意を表したい．

2020 年 1 月吉日

山中源治，小泉雅子

カバーイラスト：svtdesign/Shutterstock.com

第1章

心臓血管外科周術期に必要な
基礎知識をおさえる

1-1 心臓血管外科領域における治療の動向

POINT

- 患者の高齢化により自己管理が容易な生体弁や低侵襲の径カテーテル大動脈弁留置術が増加
- 人工心肺を使用しない冠動脈バイパス術（OPCABG）が増加
- 動脈瘤では低侵襲なステントグラフト内挿術が増加

手術件数の推移

　心臓血管外科の基礎知識を学ぶ前に，わが国での心臓血管外科手術の動向をとらえておきましょう．

　図1は，日本胸部外科学会がまとめた心臓血管外科の年間の手術件数です．

　この図をみると，わが国での心臓血管外科手術の件数と対象疾患の推移がわかります．手術件数は毎年少しずつ増加しており，この

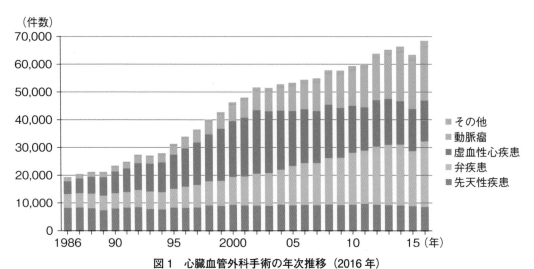

図1　心臓血管外科手術の年次推移（2016年）
ペースメーカ，補助人工心臓は含まない（心臓，肺移植は含む）
（Committee for Scientific Affairs, The Japanese Association for Thoracic Surgery：Thoracic and cardiovascular surgery in Japan in 2016：Annual report by The Japanese Association for Thoracic Surgery. Gen Thorac Cardiovasc Surg 67（4）：378, 2019）

数年では6万件を超えています．手術の対象疾患は先天性疾患(赤)，弁膜症などの弁疾患（緑），虚血性心疾患（紫），動脈瘤（青）です．なお，これには心臓と肺の移植手術は含まれていますが，ペースメーカや補助人工心臓に関する手術は含まれていません．これらも含めると，全体の件数はさらに多くなることが想定されます．

手術の傾向

　心臓血管外科手術は，患者の高齢化により低侵襲で術後の回復や自己管理が容易であることが求められるようになってきました．

心臓血管外科手術は高齢化と低侵襲の時代へ

- 弁膜症手術は10年間で2倍に増加
- 高齢化で加齢による石灰化が増加 ➡ 大動脈弁狭窄症が増加し，生体弁，経カテーテル大動脈弁植込み術（TAVI）の手術件数が増加
- 溶連菌感染 ➡ リウマチ熱の減少 ➡ 僧帽弁狭窄症が減少　閉鎖不全症に対する僧帽弁形成術の増加
- 虚血性心疾患手術 ➡ 経皮的冠状動脈形成術（PCI）& 薬剤溶出性ステント（DES）普及で減少 ➡ DES vs. CABG SYNTAX Trial：2012 ➡ 冠動脈バイパス術（OPCABG：6割）が増加
- 動脈瘤手術の増加 ➡ ステントグラフト内挿術（EVAR）の増加
- 重症心不全治療は補助人工心臓（2011）・心臓移植（2009改正臓器移植法案）

- **TAVI**
transcatheter aortic valve implantation
- **PCI**
percutaneous coronary intervention
- **DES**
drug-eluting stent
- **CABG**
coronary artery bypass grafting
- **EVAR**
endovascular aortic repair

　弁膜症の手術件数は，この10年の間に約1.5倍となりました．また，大動脈弁と僧帽弁の疾患では異なる傾向がみられます．大動脈弁は加齢により石灰化すると，大動脈弁狭窄症に陥ります．そのため，大動脈弁疾患の手術の増加には，高齢患者の増加が影響しています．

　さらに，術式にも患者の高齢化による傾向がみられます．高齢の患者の治療選択では，手術後の自己管理の容易さやQOLを優先して考えるため，人工弁よりも生体弁を選択するケースが多くなりま

す．それに加えて，低侵襲の経カテーテル大動脈弁留置術（TAVI）や経カテーテル的大動脈弁置換術（TAVR）も普及しています．これは，2013年に保険償還となったことが影響しています．

次に，僧帽弁疾患では主な病因である溶連菌感染によるリウマチ熱が減少しています．そのため，僧帽弁狭窄症も減り，手術件数も減少傾向にあります．僧帽弁疾患でも，手術後の自己管理の容易さやQOLを考慮するため，術式は人工弁置換術よりも形成術が選択されています．

虚血性心疾患（IHD）は，経皮的冠状動脈形成術（PCI）や薬剤溶出性ステント（DES）が普及したことで，件数が減少した時期もありました．しかしながら，SYNTAX Trial（2012年）でステント術とバイパス術の予後を比較し，バイパス術のほうの予後がよかったという結果が出てからは，冠動脈バイパス術（CABG）の割合が再び増えてきました．

動脈瘤の手術は，ステントグラフト内挿術（EVAR）が主流となり，増加しています．重症心不全の治療では，補助人工心臓が2011年に保険償還となって以降は増加しています．しかし，わが国ではドナー不足に伴う心臓移植の待機期間の延長は，いまだに大きな課題です．

これからの心臓血管外科

心臓血管外科領域の医療も日々発展しています．**図2**の写真①は，胸部・腹部大動脈内ステントグラフト内挿術（TEVAR/EVAR）用のステントです．写真②は植込型補助人工心臓です．さまざまな種類がありますが，これはEVAHEART®2という医療機器（デバイス）です．写真③はTAVI（TAVR）で，経カテーテルで大動脈弁に留置される人工弁です．なお，写真③の右はTAVIのアプローチ経路を示しています．

TAVR
transcatheter aortic valve replacement

IHD
ischemic heart disease

TEVAR
thoracic endovascular aortic repair
IABP
intra-aortic balloon pumping

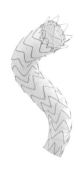
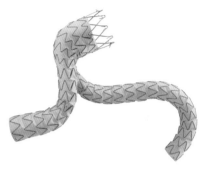

①胸部・腹部大動脈内ステントグラフト内挿術用システム
TEVAR用ステントグラフト VALIANT CAPTIVIA（左）と EVAR用ステントグラフト ENDURANT II（右）
（写真提供：日本メドトロニック）

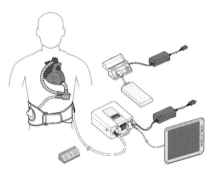

②補助人工心臓
EVAHEART®2（左）と EVAHEART®2の装着図とシステム（右）
（写真提供：サンメディカル技術研究所）

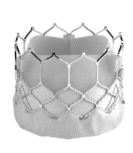
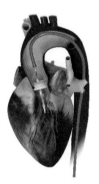

③経カテーテル大動脈弁植込み術（TAVI）
バルーン拡張型デバイス　エドワーズ　サピエン3（左）と TAVI のアプローチ経路（右）
（写真提供：エドワーズライフサイエンス）

図2　日々発展する心臓血管外科領域の医療

1-2 手術前のリスク評価

> **POINT**
> - 術前リスク評価により臓器不全を回避する
> - JapanSCORE は死亡率や合併症発症率を予測する

術前リスク評価の必要性

　心臓血管外科手術に限ったことではありませんが，患者に何かが起きてからではなく，医療チーム全体でリスクを予測・共有して予防的に対処することが重要です．そのために必要になってくるのが術前のリスク評価です．

　次に，心臓血管外科手術の術前評価ツールとして，わが国で主に利用されている JapanSCORE をみてみましょう．

JapanSCORE とは

　JapanSCORE は，手術を受ける患者の予測死亡率や合併症発症率（予後）を予測するツールです（**図3，4**）.

　これは，日本成人心臓血管外科手術データベース（JCVSD）に登録されている外科医師が，患者の手術前の病態と手術，手術の結果を JCVSD に提供し，蓄積されたデータをもとに患者の手術前後の病態を客観的に定量化して，死亡率や合併症発症率を予後予測するものです．また，欧州を対象にした同様のシステムでは Euro SCORE があります．

●**JCVSD**
Japan Adult Cardiovascular Surgery Database

　JapanSCORE を活用するメリットは，自分の施設で治療している患者の重症度を把握できるため，十分に備え，早期に対処することが可能になることです．また，治療方針の選択など患者の意思決定を支援するための判断材料になります．さらに，層別化により施設間の治療効果を比較判定し，格差の是正にもつながります．

　看護師もこのようなデータベースがあることを知っておくと，心

●患者の手術前後の病態を客観的に定量化
●予測死亡率や合併症の発症率（予後予測）

⬇

●施設内で治療している患者の重症度把握
　①層別化することで施設間の治療効果判定が可能[1]
　②病状・治療方針の意思決定支援
　③早期対策の検討が可能

図3　JapanSCORE のメリット

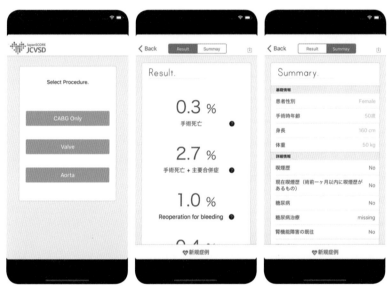

図4　JapanSCORE2 アプリ（i Phone/Andoroid 対応）
（JCVSD より許可を得て掲載）

臓血管外科手術を受ける患者の看護にもつなげられます.

●JapanSCORE の入力項目

　データベースのフォーマットとその項目を具体的にみてみましょう.

　JCVSD では，最初に性別，手術時の年齢，予定されている術式（CABG 施行のみ，弁手術，胸部大動脈への手術）を入力します.また，術前の場合は主要臓器の機能も入れます. 次に身長・体重・BMI や併存症である糖尿病の既往，脳血管や慢性呼吸障害の有無，NYHA 分類，ジギタリス服用の有無，左室機能の状態，大動脈弁

●NYHA
New York Heart Association

術前リスク	
身長(Valveの場合必須)	170.0　cm
体重(Valveの場合必須)	70.0　kg
BMI and BSA (cf)	BMI = □□　BSA = □
過去一ヶ月以内の喫煙	● Yes ○ No ○ missing
糖尿病の既往	● Yes ○ No ○ missing
術前クレアチニン	1.8　mg/dl
脳血管障害	● Yes ○ No ○ missing
慢性呼吸障害	● No ○ Mild ○ Moderate ○ Severe ○ missing
心臓外の血管病変	● Yes ○ No ○ missing
うっ血性心不全	● Yes ○ No ○ missing
狭心症	● Yes ○ No ○ missing
心原性ショック	○ Yes ● No ○ missing
不整脈	● Yes ○ No ○ missing
NYHA	○ N/A ○ I ○ II ● III ○ IV ○ missing
Digitalis	● Yes ○ No ○ missing
Inotropic Agents	● Yes ○ No ○ missing
LV function	○ good ○ medium ● bad ○ missing
Aortic Stenosis	○ Yes ● No ○ missing
再手術	○ Yes ● No ○ missing
緊急度	● Elective ○ Urgent ○ Emergent ○ Salvage ○ missing

JapanSCORE

項目名称	値
性別	○ Male ○ Female
手術時年齢	□　歳
Procedure	○ CABG Only ○ Valve ○ Aorta

図5　JCVSD の入力フォーマット
(JCVSD より許可を得て掲載)

狭窄症の有無，再手術か，緊急度が高いかといった患者の状態を全部で20項目入力します（**図5**）.

　これらの項目を入力すると，患者が手術を受けたときの30日以内（あるいは30日以降の入院中）に死亡する確率,主要な合併症（すなわち再手術の可能性，新たな透析導入，縦隔洞炎，脳卒中，長期人工呼吸管理）を発症する確率が自動計算で表示されます.

　例えば，CABG手術のみを単独で受けた76歳男性の場合，必要項目を入力して結果をみると「30日以内に死亡する確率は49.1％，主要な合併症を発症に対する確率は55.9％」と表示されます（**図6**）.

　現在，国内のCABG手術での死亡率は5％以下といわれているため，この患者の死亡率は非常に高いことがわかります.そのよう

JapanSCORE

結果	
30 Days Operative Mortality	49.1%
30 Days Operative Mortality + 主要合併症	55.9%

項目名称	値
性別	⦿ Male ◯ Female
手術時年齢	76 歳
Procedure	⦿ CABG Only ◯ Valve ◯ Aorta

CABG Only
　　CABGのみを施行された症例のみであり,弁手術,大動脈手術,および他の心臓手術を
　　合併して行ったものは除く.
Valve
　　弁手術を施行されたもの.ただし大動脈手術を行ったもの,およびMaze以外の他の
　　心臓手術を合併して行ったものは除く.
Aorta
　　胸部大動脈に対して手術が施行されたもの.合併手術の有無は問わない.
30 Days Operative Mortality
　　30日死亡,在院死亡のいずれかが発生した場合に数え上げるもの.
　　退院したが術後30日以内に死亡した症例,術後30日以降であるが入院中に死亡した
　　症例の両者が該当する.
30 Days Operative Mortality + 主要合併症
　　手術死亡,あるいは主要合併症のいずれかが発生した場合に数え上げる.
　　主要合併症としては,Reoperation(全ての理由を含む),Newly dialysis required,
　　Deep sternum Infection,Stroke,Prolonged ventilationの5つとする.

図6　JapanSCORE が示す術後のリスク予測
（JCVSD より許可を得て掲載）

に考えると，手術を受ける前からこの患者に対する看護の心構えが
おのずと変わってくるのではないでしょうか．

引用文献

1) Annane D：Improving clinical trials in the critically ill：unique challenge—sepsis. Crit care Med 37（1 Suppl）：S117-128, 2009

1-3 重症度の評価

● 術中・術後の予防的対処には術前リスク評価が重要
● 重症度評価では呼吸回数が重要．常に記録しておく

心臓血管外科や集中ケアといったクリティカルケアの領域では，患者の重症度評価に客観的なスコアを活用することが求められます．わが国で活用されている重症度スコアは APACHE Ⅱ と SOFA SCORE の 2 つが主流です．

● APACHE
acute physiology and chronic health evaluation

APACHE Ⅱ

図 7 に示すスコアは，A，B，C 項目の 3 項目で構成されており，ポイントが高いほど重症度も高いことを意味します．A 項目は APS（acute physiology score）といい，呼吸，循環，血液検査値，GCS などバイタルサインとそれに関連する生化学所見を中心としたスコアです．

● SOFA
sequential organ failure assessment

● GCS
Glasgow coma scale

A 項目は，12 項目と 1 つの副項目から構成されており，そのほとんどは臓器不全を判断するための指標です．ポイントの算出は，基準となる 0 点（横軸）から左の上方異常・右の下方異常の程度や逸脱を，絶対値でカウントします．副項目は血清 HCO_3 濃度で，動脈血採血で pH を測定していないときは，この血清 HCO_3 濃度で代用します．

B 項目は年齢で，高齢ほどポイントが高くなります．C 項目は慢性併存病態を示し，既往歴の有無でもポイントが変わります．肝臓，循環器，呼吸器，腎臓に対して重篤な臓器不全や免疫能低下がある場合での「予定手術患者」は 2 ポイントですが，「非手術あるいは緊急手術患者」の場合は 5 ポイントと高くなります．

APACHE Ⅱ は，ICU 入室患者の重症度評価の指標としても活用されています．また，ICU の患者のみではなく，術前や術中，病

A. APS＝呼吸，循環，血液検査値，GCS など 12 種類

生理学的パラメーター	上方異常				0	下方異常			
	+4	+3	+2	+1	0	+1	+2	+3	+4
直腸温（℃）（腋窩温＋1℃）	≧41	39～40.9		38.5～38.9	36～38.4	34～35.9	32～33.9	30～31.9	≦29.9
平均動脈血圧（mmHg） （拡張期血圧＋1/3× 脈圧）	≧160	130～159	110～129		70～109		50～69		≦49
心拍数（/min）	≧180	140～179	110～139		70～109		55～69	40～54	≦39
呼吸数（/min）	≧50	35～49		25～34	12～24	10～11	6～9		≦5
動脈血酸素化 a. FiO_2≧0.5 で A−aDO_2 b. FiO_2<0.5 で PaO_2（mmHg）	≧500	350～499	200～349		<200 >70		61～70	55～60	<55
動脈血 pH	≧7.70	7.60～7.69		7.50～7.59	7.33～7.49		7.25～7.32	7.15～7.24	<7.15
血清 HCO_3 濃度 （Venous-mmol/L） （動脈血ガス分析未施行時）	≧52.0	51.9～41.0	−	40.9～32.0	31.9～22.0	−	21.9～18.0	17.9～15.0	<15.0
血清ナトリウム濃度（mEq/L）	≧180	160～179	155～159	150～154	130～149		120～129	111～119	≦110
血清カリウム濃度（mEq/L）	≧7.0	6.0～6.9		5.5～5.9	3.5～5.4	3.0～3.4	2.5～2.9		<2.5
血清クレアチニン（mg/dL） （急性腎不全では点数2倍）	≧3.5	2.0～3.4	1.5～1.9		0.6～1.4		<0.6		
ヘマトクリット（%）	≧60		50～59.9	46～49.9	30～45.9		20～29.9		<20
白血球（×10^3/mm^3）	≧40		20～39.9	15～19.9	3～14.9		1～2.9		<1
Glasgow Coma scale（GCS）					Score＝15−GCS				

B. 年齢ポイント

年齢（歳）	≦44	45～54	55～64	65～74	≧75
ポイント	0	2	3	5	6

C. 慢性併存病態ポイント

　　重篤な臓器不全（肝，循環器，呼吸器，腎）あるいは免疫能低下がある場合
　　a. 非手術あるいは緊急手術患者：5 ポイント
　　b. 予定手術患者：2 ポイント

図7　APACHE Ⅱのスコア

棟でも適用することができます．いずれの場合でも，時間的な推移
をアセスメントすることが重要です．

バイタルサインによるリスク評価

　バイタルサインはリスク評価における"最後の砦"です．日々当
然のように測定しているバイタルサインが変調をきたしたとき，そ
の患者はかなり深刻な状態に陥っているという認識で対処しなけれ

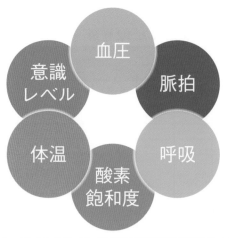

図8　バイタルサインの変調は恒常性破綻のサイン

ばなりません．恒常性（ホメオスターシス）が破綻してから変調に気づくのでは遅いのです．破綻する前には何かしらの予兆があることが多いため，そのサインをしっかり捉えられるように心がけましょう（**図8**）．

　バイタルサインの項目選定にはいくつかの考え方がありますが，ここでは①血圧，②脈拍，③呼吸，④酸素飽和度，⑤体温，⑥意識レベルの6項目について，その予兆を捉え方について説明します．

●収縮期・拡張期血圧

　収縮期血圧（SBP）は，心不全の予後規定因子，左室の後負荷を表す鋭敏な指標となります．臨床で「血圧いくつ？」というときの共通用語の血圧は，収縮期血圧を指すことが多いのではないでしょうか．

　拡張期血圧（DBP）は，冠状動脈や先天性心疾患に対するB-Tシャントの血流量を規定する因子です．

●SBP
systolic blood pressure
●DBP
diastolic blood pressure

収縮期血圧（SBP）
●ショックの診断基準
●動脈性の出血リスクに関与
●左室後負荷
●心不全の予後規定因子

平均血圧（MAP）
- ●心臓以外の臓器灌流（腎血流量）の決定因子
- ●早期目標指向型治療（EGDT）/ 敗血症ガイドライン MAP≧65 mmHg 推奨

拡張期血圧（DBP）
- ●冠血流の決定因子，B-T シャント血液量の決定因子

脈　圧
- ●脈圧＝収縮期血圧－拡張期血圧
- ●収縮・拡張能の指標（心タンポナーデ，大動脈弁閉鎖不全症など）

●平均血圧

　平均血圧（MAP）は，心臓以外の臓器灌流，特に腎血流量や脳の血流の決定因子であるといわれています．臨床では，収縮期血圧を最重要視する傾向がありますが，「平均血圧」と「脈圧」の臨床的意義についても再認識することが大切です．早期目標指向型治療（EGDT）や敗血症ガイドラインでは，平均血圧 65 mmHg 以上が推奨されています．すなわち，臓器障害を予防するためには平均血圧を保持することが非常に大切です．

●MAP
mean arterial pressure
●EGDT
early goal-directed therapy

平均血圧＝拡張期血圧＋｛（収縮期血圧－拡張期血圧）÷3｝

　例えば，血圧 90/60 mmHg の人の平均血圧は，70 mmHg ということになります．ICU では動脈圧モニタに表示されますが，病棟では示されません．そのため「この患者さん，よくわからないけど何だか具合が悪そうだな，気になるな」というときは，ひと手間かけて平均血圧を算出するように心がけましょう．特に，拡張期血圧が低下している場合には注意が必要です．

●脈　圧

　脈圧は，収縮期血圧から拡張期血圧を引いた値（差）です．

脈圧（mmHg）　＝　収縮期血圧（SBP）　－　拡張期血圧（DBP）

脈圧は収縮・拡張能の指標となります．脈圧が縮小したときは心タンポナーデなどの拡張障害，増大したときは大動脈弁閉鎖不全症などが疑われます．

●脈　拍

脈拍の測定は，パルスオキシメーターで代用することが多いかもしれません．しかし，患者の脈に直接触れて測ることがとても大事です．触診することでしかわからないことがたくさんあるのです．「最近，患者さんにあまり触診していないな」と感じたら，明日からはしっかりと触れてみましょう．

触診をすると，指を押し上げる圧力の強さを感じることができます．これが脈の大きさで，圧力が強い場合を大脈，弱い場合を小脈といいます．脈の強さは脈圧を反映しています．そして，脈圧と収縮期血圧から求める脈圧比は心係数（CI）を反映しています．例えば，脈圧比が25％より小さければ，心係数は $2.2\,\mathrm{L/min/m^2}$ より小さくなります．

> **大脈・小脈**
> ●触診の指を押し上げる圧力の強さ（脈圧を反映）
> ●脈圧比（脈圧/SBP）<25%　⇒　CI（心係数）2.2 L/min/m²
> **交互脈**
> ●重症心不全（低灌流）の徴候
> ●RR 間隔一定（SR）　⇒　1 拍ごとに強脈，弱脈を繰り返す
> **奇　脈**
> ●心タンポナーデ（拡張障害）
> ●吸気時に脈拍が減弱，SBP>10 mmHg
> 　脈拍触知による収縮期血圧の推定
> 　橈骨動脈　　80 mmHg 以下
> 　大腿動脈　　70 mmHg 以下
> 　頸動脈　　　60 mmHg 以下

●**大　脈**
pulsus magnus
●**小　脈**
pulsus parvus
●**CI**
cardiac index
正常値は 2.6～4.2 L/min/m²

●**交互脈**
pulsus alternans
●**奇　脈**
pulsus paradoxus

血圧 90/60 mmHg の患者の場合を考えてみましょう．
脈圧は収縮期血圧から拡張期血圧を引いて求めますから，

$$90-60=30\ (\mathrm{mmHg})$$

です．脈圧で収縮期血圧を割り，100をかけると

$$30 \div 90 \fallingdotseq 0.333 \times 100$$

になります．約33％で，25％より大きな値ですから，

心係数＞2.2 L/min/m²

ということがわかります．

　ICUに限らず，一般病棟でも気になる具合が悪い患者がいたら，血圧の上下がわかれば脈圧比を求めておおよその心係数を予測することができます．

　また，脈拍触知をとおして収縮期血圧の推定ができます．一次救命処置（BLS）や二次救命処置（ALS）の復習になりますが，橈骨動脈や上腕動脈で触知ができない場合，収縮期血圧は80 mmHg以下と推定できます．大腿動脈で触知できない場合は70 mmHg以下，頸動脈で触知できない場合は60 mmHg以下と推定できます．このように患者に触れることでわかる大切なことはたくさんあるのです．

●BLS
basic life support
●ALS
advanced life support

●交互脈

　交互脈は重篤な心不全の低灌流所見です．実際のモニタ所見をみてみましょう（図9）．

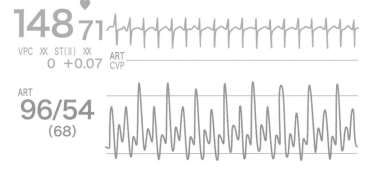

図9　交互脈（動脈圧波形）の場合
心電図モニタのみの場合，重症心不全の低灌流サインを見過ごす危険性がある．そこで，心拍数の聴診と同時に脈拍触知を確実に行い，双方の差に注意する

上の波形（緑）は，心拍数がやや多いように見えますが洞調律です．つまり，不整脈は出ていない状態です．下の波形（赤）が動脈圧波形で，1拍ごとに心拍出量が変動しています．実際にこのような患者の脈拍を測ると，脈拍数はどれぐらいになるでしょうか．だいたい2拍に1拍しか末梢レベルまで拍出していないと仮定すると，触診上の脈拍数は74回/minと測定されることが推測できます．パルスオキシメーターで心拍数しか見ていなければ，148回/minと測定値が示され，交互脈を見過ごすかもしれません．

　動脈圧モニタが表示されるICUでは，処置やケアで患者に心負荷がかかるときにこのような動脈圧波形に気をつけましょう．

　一方，病棟では動脈圧モニタは示されないことが多いため，脈拍の触知で早期発見に努めます．

　非常に速い発作性心房細動の脈拍測定の方法と同様に，聴診器を当てて心拍数を聴診しながら末梢動脈の脈拍を触知します．これで，聴診の心拍数と触診の脈拍数の差異をみます．

　すべての患者にこのような方法をとることは，現実的ではありません．例えば，長期にわたる慢性心不全の患者が急性増悪するおそれがあるときなどは，パルスオキシメーターの測定値のみではなく，丁寧に脈拍を触知し，必要に応じて心音も聴取することが重要です．

●ショックの指標

　リスク評価では，やはりバイタルサインあるいはフィジカルアセスメントの所見が重要になります．

　蒼白（pallor），虚脱（prostration），冷汗（perspiration），脈拍触知不能（pulselessness），呼吸不全（pulmonary deficiency）は，ショックの5P（表1）と呼ばれます．

　5Pは，ほとんどがバイタルサインやフィジカルの所見です．蒼

表1　ショックの5P

蒼　白	pallor
虚　脱	prostration
冷　汗	perspiration
脈拍触知不能	pulselessness
呼吸不全	pulmonary deficiency

白や冷汗，脈拍触知不能は循環不全，虚脱は意識障害を示します．呼吸不全は，成人の場合では呼吸回数が 25 回/min 以上で判断できます．これらにより，各臓器不全のアセスメントが可能となります．

●Shock Index

Shock Index（**図10**）は，出血や脱水など循環血液量減少性のショックで用いられる指標です．

$$\text{SI (Shock Index)} = \frac{\text{心拍数 (bpm)}}{\text{収縮期血圧 (mmHg)}}$$

正常値：0.5 前後，1.0 以上で明らかに異常

図 10　Shock Index

例えば，血圧が 120/80 mmHg で心拍数が約 60 回/min の場合，Shock Index は 0.5 となります．決して 1.0 以上にはなりません．通常，血圧と心拍数が逆転することはないため，いざ逆転が起こった場合「ショックでかなり具合が悪い」という認識をもつことが重要です．

バイタルサインの変動には順番があります．最初に変動するのは心拍数です（**図11**）．それは，恒常性（ホメオスターシス）により血圧を最後まで維持しようと，心拍数で代償するためです．ただし，心拍数が変動する要因は低血圧のみでなく，その他の要因（疼痛，発熱，不穏など）でも変動するため，一つひとつの要因を丁寧に探索することが大切です．また，神経原性ショックは特殊であり，例外的に心拍数が代償しないため注意が必要です．

●ショックの分類

ショック分類を**表2**に示します．warm shock と cold shock は，末梢冷感の有無を観察します．末梢冷感がある場合，末梢血管抵抗は上昇し，血管は収縮しています．一方，冷感がなく温かい場合，末梢血管抵抗は低下し，血管は拡張しています．

心臓血管外科術後で生じやすいショックは，出血性ショックや体液喪失による循環血液量減少性ショックです．これは最初から末梢

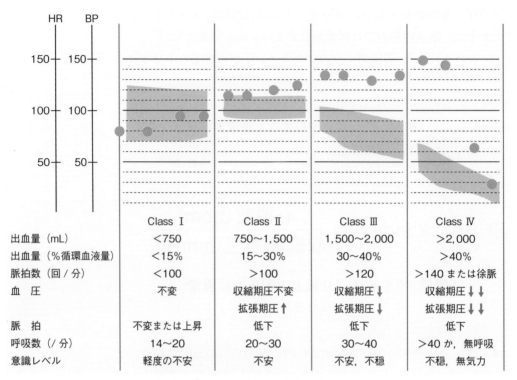

図 11　循環血液量の減少と心拍数の関係

	Class I	Class II	Class III	Class IV
出血量（mL）	＜750	750～1,500	1,500～2,000	＞2,000
出血量（％循環血液量）	＜15％	15～30％	30～40％	＞40％
脈拍数（回／分）	＜100	＞100	＞120	＞140 または徐脈
血　圧	不変	収縮期圧不変 拡張期圧↑	収縮期圧↓ 拡張期圧↓	収縮期圧↓↓ 拡張期圧↓↓
脈　拍	不変または上昇	低下	低下	低下
呼吸数（／分）	14～20	20～30	30～40	＞40 か，無呼吸
意識レベル	軽度の不安	不安	不安, 不穏	不穏, 無気力

（American College of Surgeons Committee on Trauma：Trauma Evaluation and Management（TEAM）：Program for Medical Students；Instructor Teaching Guide. American College of Surgeons, 1999 を改変して引用）

図のグレーの部分は血圧，●は脈拍数を示す．横軸は Class 分類された出血量であり，右に行くほど出血量は増える．脈拍数は class I から上昇するが，血圧の低下は class III からである．血圧は最後のとりでであるため，脈拍が代償する．脈拍数や心拍数の変動は，ショック初期のサインとして大切である．

冷感が現れる cold shock に分類されます．

　血液分布異常性ショックでは，末梢が温かい warm shock から末梢冷感を伴う cold shock に移行します．原因は敗血症性ショック，アナフィラキシーショック，脊髄損傷による神経原性ショックです．特に敗血症性ショックは，心臓血管外科の術後ではしばしば発症する危険性があります．このショックでは末梢が温かく，血圧も維持されているからと安心していると，急に末梢冷感を伴う血圧低下に陥るため，「血圧が低下し始めているのに末梢冷感がない」という不一致な所見には注意が必要です．

　心原性ショックの原因は，急性心筋梗塞などの心疾患や致死性不整脈で起こります．また，心外閉塞・拘束性ショックの原因は心タンポナーデ，緊張性気胸，肺血栓塞栓症による心臓の拡張障害です．これらは，先の2つのショックに比べると頻度は低いですが，ひと

表2 ショック分類

分 類	末梢冷感/主な疾患
血液分布異常性ショック 　敗血症性ショック 　アナフィラキシーショック 　神経原性ショック	warm shock ➡ cold shock 全身感染症，熱傷など 食物・薬剤・ラテックス・ハチなど 脊髄損傷など
循環血液量減少性ショック 　出血性ショック 　体液喪失	cold shock 外傷（血管損傷・骨盤骨折）など 重篤な脱水・熱傷など
心原性ショック	cold shock 心疾患（急性心筋梗塞など） 致死性不整脈
心外閉塞・拘束性ショック	cold shock 重篤な肺血栓塞栓症， 心タンポナーデ，緊張性気胸

たび発生すると急変の危険性があります（**表2**）.

全身性炎症症候群（SIRS）

　SIRS は，過剰に産出されたサイトカインや炎症物質が原因で過剰な生体反応が起こり，臓器不全に至る症候群です．SIRS を判断するための 4 つの項目は，①体温，②脈拍，③呼吸数，④白血球数ですが，特に③の呼吸数が大切です（**表3**）.

　4 項目のうち，①〜③はバイタルサインで構成されています．細菌性感染が原因の場合，④白血球分画の中でも好中球が増加します.

SIRS
systemic inflammatory response syndrome

●敗血症の定義

　2016 年，米国集中治療学会（SCCM）の敗血症の定義が変わりました（**図12**）.旧定義では，感染と SIRS が重なった部分が敗血症と定義されていましたが，新しい定義では臓器障害が加わり，臓器障害が重視されるようになりました.

表3 SIRS による重症患者スクリーニング

①体温<36℃ または>38℃
②脈拍>90 回/min
③呼吸数>20 回/min あるいは $PaCO_2$<32 mmHg
④白血球数>12,000/mm³ あるいは<4,000/mm³ あるいは 10% を超える幼若（未熟）顆粒球出現

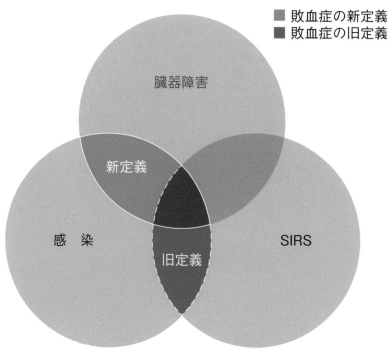

図 12　新しい敗血症の定義

　合併症のリスクや重症度を予測する JapanSCORE, APACHE II, SOFA SCORE を活用して臓器障害を起こらないように管理することで，患者の QOL の維持・改善を図ることが主流になっています.

●SOFA SCORE

　SOFA SCORE は重要臓器の継時的な障害度を数値化した重症度評価の指標です．①呼吸器，②凝固系，③肝臓，④心血管系，⑤中枢神経系，⑥腎臓の 6 項目を臓器の障害の程度に応じて 0 ～ 4 点の 5 段階で評価します（**表 4**）. 例えば，評価スコアが 5 点以上の場合の死亡率は 20%です．①呼吸器の P/F ratio は，ICU で人工呼吸器が装着されていれば計算できますが，病棟では観察することができません. そこで活用できる重症度評価は簡便な quick-SOFA（q-SOFA）であり，トリアージに有効です.

　q-SOFA は 3 つのバイタルサイン，すなわち①呼吸回数（22 回以上），②精神状態の変調（意識障害があるかないか），③血圧（収縮期血圧 100 mmHg 以下）で構成されています.

　急変の 8 ～ 9 割には，何時間か前に前兆があるといわれています. 後ろ向きに看護記録を振り返ると，③の血圧は頻繁に測っています

●**SOFA**
sequential organ
failure assessment

表4 SOFA SCORE

	1点	2点	3点	4点
呼吸器 PaO₂/FiO₂（mmHg）	＜400	＜300	＜200＋補助呼吸	＜100＋補助呼吸
止血系 血小板数（10³/μL）	＜150	＜100	＜50	＜20
肝臓 ビリルビン（mg/dL）	1.2〜1.9	2.0〜5.9	6.0〜11.9	＞12.0
心血管系 低血圧	MAP ＜70 mmHg	Dopamine or Dobutamine≦5	Dopamine＞5 or epinephrine or nor- epinephrine≦0.1	Dopamine＞15 or epinephrine or nor- epinephrine＞0.1
中枢神経系 Glasgow Coma Scale	13〜14	10〜12	6〜9	＜6
腎臓 クレアチニン（mg/dL） or 尿量（mL/day）	1.2〜1.9	2.0〜3.4	3.5〜4.9 ＜500 mL/day	＞5.0 ＜200mL/day

が，①の呼吸回数は記録がないことがしばしばです．q-SOFA では呼吸回数を①として最重要視しています．具合が悪い患者の場合，とにかく呼吸回数だけは"最優先される臓器障害を示唆する生命徴候"として測定する習慣をつけましょう．

1-4 循環の生理

- フォレスター分類とノーリア - スティーブンソン分類は成り立ちを理解して活用する
- 血行動態の変動は心機能を規定する4因子に基づいてアセスメントする
- 最初に変化が現れるフィジカル所見を察知して早期発見に努める

心機能を規定する4つの因子

　心機能を規定する4つの因子の関係は，モビールというインテリアに置き換えて考えることができます．いずれかの1つが揺れると，全体がバランスをとるために揺れるしくみです．揺れがおさまると，均衡状態となり停止します．人間の身体や心機能もモビール同様に，外部からの刺激や生体侵襲により不均衡状態に陥ると，揺れを活用しながら均衡状態になろうとします．これは，恒常性（ホメオスターシス）による代償機能といえます．

　例えば，1回拍出量が減ると，均衡を保持しようと代償的に心拍数は増えます．呼吸に置き換えると，1回換気量が減ると，代償的に呼吸回数が増えるというしくみです．これらの生体反応がホメオスターシスです．次に，心拍数で代償できなければ，3つの因子（前負荷，心収縮，後負荷）で代償を図りながら調節します．

　前負荷と後負荷は，それぞれ弓矢を引いたときの弦の面積と川幅と流れ（抵抗）の関係で理解することができます．図13に示す弓矢の弦は，どちらのほうが遠くに飛ぶでしょうか．答えは，弓矢をたくさん引き弦の面積の広い右側のほうが遠くまで飛びます．前負荷は循環血液量（あるいは容量負荷）の増減で示されます．そのため，脱水や出血では前負荷は減少し，輸液や輸血では前負荷が増大し，1回拍出量は増加します．正常心では，弓矢の弦の面積が広ければ広いほど，弦は遠くまで飛ぶという考え方と同様です．

　一方，後負荷は血管の収縮・拡張など血管抵抗で示されます．図

14 に示す細い川と大きな川に例えてみると，どちらの川幅のほう
が流れや抵抗は大きいでしょうか．答えは，川幅が狭い左側のほう
です．すなわち，血管が収縮すると血管抵抗は増大し，拡張すると
抵抗は減弱するという後負荷の考え方です．後負荷は血圧や末梢の
冷感や温かさにより，観察することが可能です．

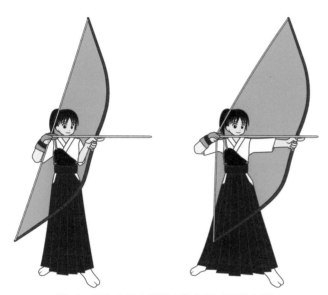

図 13　弓矢の弦の面積が前負荷（容積負荷）

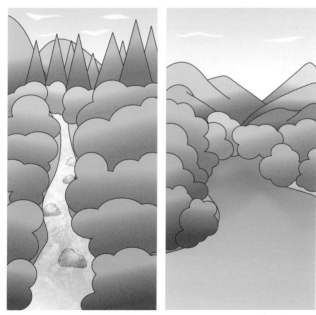

図 14　川幅と流れ（抵抗）の関係が後負荷（圧負荷）

フォレスター分類とノーリア‐スティーブンソン分類

　フォレスター分類とノーリア‐スティーブンソン分類は，循環器の領域ではしばしば用いられます．そのため，これらの成り立ちについて理解する必要があります．

　フォレスター分類（**図15**）は，心機能が低下していない新規発症の急性心筋梗塞（AMI）患者を肺動脈カテーテルで測定した心係数と肺動脈楔入圧により分類したものです．つまり，心不全の代償機能があまり働いていない患者が対象です．

　一方，ノーリア‐スティーブンソン分類は拡張型心筋症（DCM）の患者を低灌流所見とうっ血所見により分類したものです（**図16**）．こちらは慢性心不全により，代償機能がすでに働いています．例えば，慢性心不全の急性増悪で緊急入院したとき，X線写真ではうっ血所見が著明ではない患者がいます．これは，長年かけて代償的にドレナージ能が亢進しているため，新規発症の急性心不全のような著明なうっ血は起こさないのです．

　低灌流所見には低ナトリウム血症があり，急性心不全の強力な予後規定因子です．また，血清ナトリウムの異常は，意識障害やせん妄の直接因子にもなります．そのため，血清カリウムと合わせて確認し，必要に応じて補正することが大切です．

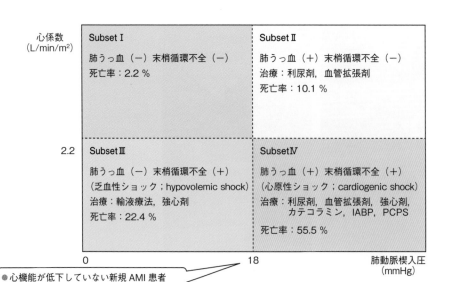

●AMI
acute myocardial infarction

●DCM
dilated cardiomyopathy

図15　フォレスター分類

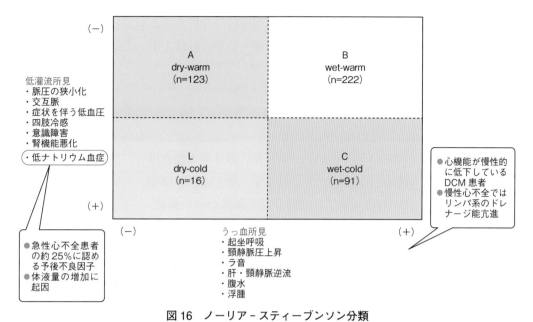

低灌流所見
・脈圧の狭小化
・交互脈
・症状を伴う低血圧
・四肢冷感
・意識障害
・腎機能悪化
・低ナトリウム血症

●急性心不全患者の約25％に認める予後不良因子
●体液量の増加に起因

うっ血所見
・起坐呼吸
・頸静脈圧上昇
・ラ音
・肝・頸静脈逆流
・腹水
・浮腫

●心機能が慢性的に低下しているDCM患者
●慢性心不全ではリンパ系のドレナージ能亢進

図16 ノーリア－スティーブンソン分類

　2つの分類は並列して表示されることも多いのですが，**図17**に示すように各分類の4つのエリアは必ずしも一致しないことがわかります．看護師が臨床で分類を使用したときに感じる「何かちょっと違う」という違和感の要因の1つはこの不一致です．

　各分類の活用目的は，どの位置あたりに現在の患者がいて，どのエリアに向かっているのかについて把握することです．それにより，

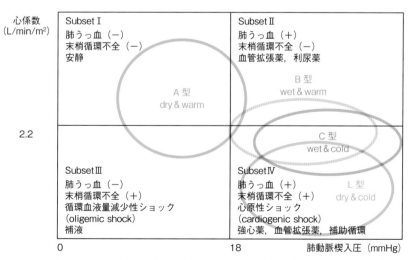

図17 フォレスター分類とノーリア－スティーブンソン分類の統合イメージ

（小泉雅子：循環管理のアプローチ．"ICUディジーズ"，道又元裕編，改訂第2版．学研メディカル秀潤社，p234，2014 より引用）

心不全の病態アセスメントや治療・ケアの効果判定につなげること
が可能となります．それには，医療チームで治療・ケアの目標を明
確化し，共通認識をもつことが極めて重要です．

末梢冷感

　末梢冷感は，ノーリア–スティーブンソン分類における大変有用
な低灌流所見です．早期に発見するためには手先・足先のみではな
く，血管床が少なく冷汗の現れやすい関節や脂肪組織が多い部位，
すなわち膝・肘，肩や二の腕あたりを丁寧に触ることが大切です．
　触知は，体温がこもりやすく汗をかく手掌よりも，温度感覚の察
知に適している手背のほうが推奨されています．

交感神経緊張に伴う冷汗（低灌流所見）も逃さない

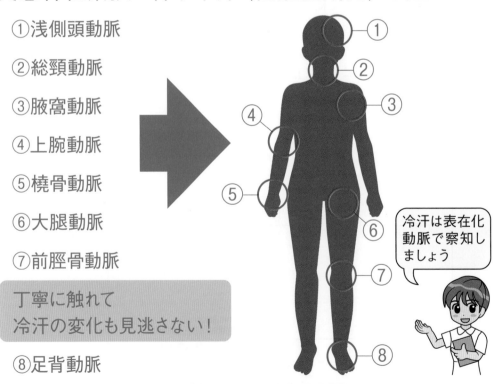

①浅側頭動脈
②総頸動脈
③腋窩動脈
④上腕動脈
⑤橈骨動脈
⑥大腿動脈
⑦前脛骨動脈

丁寧に触れて
冷汗の変化も見逃さない！

⑧足背動脈

冷汗は表在化
動脈で察知し
ましょう

図18　交感神経緊張を示す冷感の好発部位

冷　汗

　冷汗も低灌流を示唆する所見で，交感神経が亢進している状態です．早期に発見するためには，表在動脈の位置を把握したうえで丁寧に触知することが重要です（図18）．表在動脈はこめかみや頸部，肘部に存在するため，人体の構造と機能の根拠に基づいたフィジカルイグザミネーションが役立ちます．

末梢循環不全の指標

●毛細血管再充満時間

　毛細血管再充満時間（CRT）はショックの指標としてしばしば救急医療の現場で用いられますが，循環器疾患をもつ患者に対しても末梢循環不全の指標になります（図19）．

●CRT
capillary refilling time

●ばち状指・スプーン爪

　ばち状指は先天性疾患をもつ患者のイメージがありますが，慢性閉塞性肺疾患（COPD）などで慢性的な低酸素血症を呈する場合も現れます．また，慢性心不全の患者は慢性的な貧血を合併することも多く，スプーン状爪も見られます．爪のみで末梢循環不全，慢性的な低酸素血症，貧血の情報が得られるため，統合的かつ丁寧に観察しましょう（図20）．

●COPD
chronic obstructive pulmonary disease

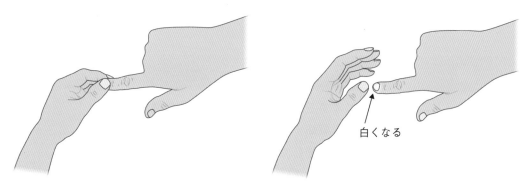

白くなる

図19　毛細血管再充満時間
最初に手指の爪床を5秒間圧迫する．5秒間押さえて離したときに2秒程度で赤みが戻るかどうかを確認する．2秒以上回復に時間を要する場合は末梢循環不全やショックの危険性がある．

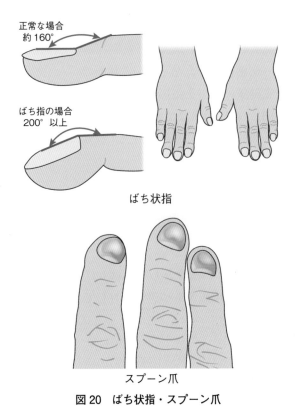

正常な場合
約160°

ばち指の場合
200° 以上

ばち状指

スプーン爪

図20　ばち状指・スプーン爪

意識障害と尿量

意識障害や尿量減少（1 mL/kg/hr）は，心不全による重要な低灌流所見です．それぞれ脳や腎臓の機能低下を示すため，決して見逃してはいけません．特に，尿量は交感神経が優位な昼間は減少し，副交感神経が優位な夜間に増加するなどの日内変動や色調・性状なども合わせてみることが大切です（図21）．

浮　腫

浮腫はさまざまな原因で生じますが，心臓血管外科の手術侵襲の指標となります．わずかな浮腫を察知するには，下腿腓骨部や手背など脂肪や筋肉の少ない部位を指で押して，離したあとに視診で発見します．そこで終わるのではなく，次にその部位を再度触診することで，組織間質のわずかな圧痕が把握できます．このひと手間が初期の浮腫を発見することにつながります．

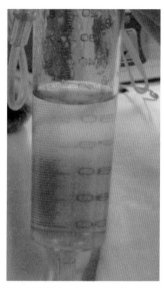

図21　膀胱留置カテーテルを通じて排泄された尿

目

　目のフィジカルアセスメントは，対光反射や瞳孔不同（アニソコリア）などの脳神経系以外でも幅広く活用できます．例えば，浮腫や脱水など体内の水分出納バランスは眼球・眼瞼結膜のむくみや眼窩の陥没として認められます．また，貧血は眼瞼結膜の蒼白，易感染や出血傾向であれば，眼球や結膜の炎症・出血所見，さらには黄疸は眼球の黄染として，意識混濁では眼力や視線の合い方などが判断の目安となります．

頸動脈と頸静脈

　頸静脈（内頸静脈）は，上大静脈と直接つながり右房間に静脈弁がないため，右房圧を反映しています．そのため，頸静脈の怒張が視診で観察される場合は，右心不全や心外閉塞・拘束性ショック（例えば，緊張性気胸や肺血栓塞栓症，心タンポナーデなど）の危険がある重篤な状態です．

　一方，頸動脈は触診で拍動やリズムを観察し，脳循環の維持の判断に活用します．頸動脈の触知が可能な場合，推定される収縮期血圧は60 mmHgとなります．血圧計を持参していない場合でも，慌てないでしっかりと触診で確認しましょう（図22）.

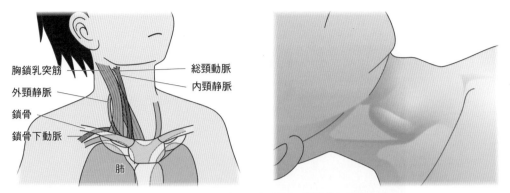

図22 頸動・静脈の解剖生理と頸静脈の怒張

胸鎖乳突筋
外頸静脈
鎖骨
鎖骨下動脈
肺
総頸動脈
内頸静脈

動脈圧波形

　集中治療室管理の場合，動脈圧がモニタリングされていれば，波形から循環動態が予測できます（**図23**）．まずは，収縮期と拡張期から成り立つ正常な波形を理解することが重要です．ひと山の動脈圧波形の面積は，1回拍出量を反映しています．

　次に，異常波形の理解に進みます．オーバーダンピングの原因はラインが柔らかい，気泡，加圧バッグの減圧などです．一方，アンダーダンピングの原因は血管内脱水，動脈硬化，高血圧症などです．後者では，波形の先端が先細りすることをオーバーシュートと呼びます．また，波形先端の呼吸性変動（動的パラメータ）は輸液反応性の有効な指標，すなわち輸液や輸血の効果判定につながります．

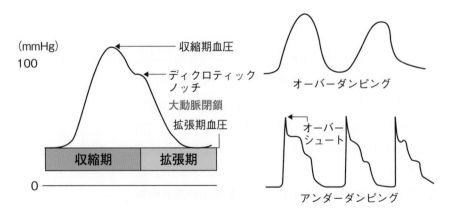

(mmHg)
100

収縮期血圧
ディクロティックノッチ
大動脈閉鎖
拡張期血圧

収縮期　拡張期

0

オーバーダンピング

オーバーシュート

アンダーダンピング

図23 動脈圧波形の正常・異常

第2章

術式・血行動態をふまえた
術後管理・看護の実際

2-1 心臓血管外科の周術期

- ●周術期は術前外来から始まっている
- ●術前は回復遅延・合併症のリスク評価と心臓リハビリテーションの指導を行う
- ●術中は回復遅延の因子を抑える
- ●ICUでは異常の早期発見，苦痛緩和，不快除去，せん妄予防と回復促進のケアを行う
- ●病棟では包括的心臓リハビリテーションを積極的に実施し，早期退院をめざす

看護師は周術期管理に何をする？

　心臓血管外科において患者の心臓は何らかの疾患により術前からすでにダメージを受けているということを把握しておきましょう．患者は，その心臓に傷をつくりながら手術を受けます．ですから，手術侵襲という考えが重要になってきます．つまり，術前から術後を見据えた管理が非常に重要になるわけです．また，周術期を通して，いかに心拍出量を維持するか．それを考えながら看護をしていくことが大事です．

　周術期はいつを指すのかというと，術前外来から退院までの流れを周術期と呼んでいます．**図1**に心臓血管外科の一般的な周術期の流れを示します．

　心臓血管外科の周術期においては，麻酔・手術，術後管理のケア，そして，回復後，安全かつ円滑に退院につなげることが看護師に求められている役割です．最近では，Fast-Track Recovery Programというプログラムで患者を管理することが行われています．

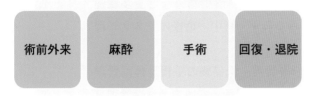

図1　心臓血管外科の周術期の流れ

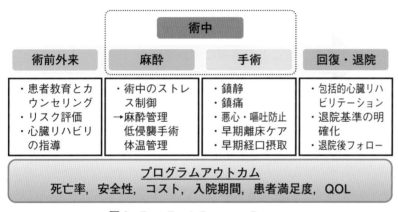

図2　Fast-Track Recovery Program
（Cotton P：Fast-track improves CABG outcomes. JAMA 270：2023, 1993 を改変）

Fast-Track Recovery Program

　心臓血管外科の看護の流れを Fast-Track Recovery Program[1] に沿ってみてみましょう（**図2**）．

●術前外来と術中

　手術よりだいぶ早く入院してリスク評価している施設もあるかもしれませんが，Fast-Track Recovery Program では「術前外来」の役割を強調しています．入院期間短縮のためにも手術直前に入院してくるのが理想ですよね．

　「術前外来」では，患者教育・カウンセリング，リスク評価を行います．看護師は患者が心身ともに準備が整っているか確認しフォ

ローします．外来と病棟の連携が重要です．また，JCVSD（日本成人心臓血管外科手術データベース）に集積されたデータをもとにした JapanSCORE で心臓外科手術のリスク解析結果などを多職種で共有することも，術前準備のみならず，術中・術後のリスク管理において大切です．

「術中」はストレスの制御，麻酔管理，低侵襲の手術，体温管理を行います．つまり，侵襲をできる限り押さえていくような管理をするわけです．

●術　後

術後は鎮静・鎮痛，悪心や嘔吐防止の管理が大事です．早期離床や早期の経口摂取も促しながら退院につなげます．術後回復を阻害する因子である痛み（Pain），不動（Immobilizing），消化器機能不全（Gut dysfunction）の3つを克服することが重要です．そのためには，医療チームの多職種のメンバーと退院基準を共有しながら協働していく必要があります．退院基準を明確にして，患者・家族の教育をし，さらに退院後のフォローをすることも重要です．

●アウトカム

Fast-Track Recovery Program のアウトカムとして，死亡率の低下，安全性の向上，コスト削減，入院期間短縮，QOL 向上などが挙げられます．

もちろん，入院前や入院中だけではなく，退院後も引き続き患者を治療していかなければいけません．そのためのプログラムがFast-Track Recovery Program です．

術後回復能力強化プログラム

ERAS（術後回復能力強化プログラム）[2] は消化器外科の分野で使われているプログラムですが，心臓血管外科の周術期管理でも活用することができます（図3）．

ERAS には3つの要素として「手術侵襲の低減」「合併症の予防」「術後の回復促進」があり，それに基づいて「術前」「術中」「術後」に関する22の推奨項目があります．

●ERAS
enhanced recovery
after surgery

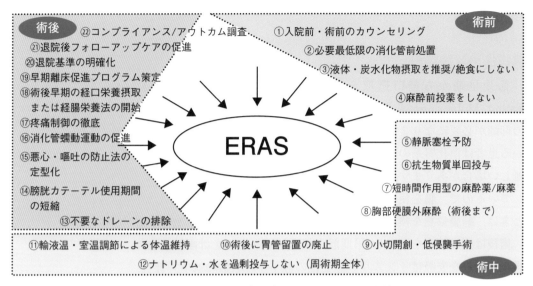

図3 術後回復能力強化プログラムにおける22の推奨項目

(Fearon KC, et al：Enhanced recovery after surgery：a consensus review of clinical care for patients undergoing colonic resection. Clin Nutr 24（3）：466-477, 2005 より引用)

●術前の推奨項目

「術前」は入院前・術前のカウンセリングです．患者に入院前から手術や合併症，手術でのリスク，術後のリハビリテーション計画について説明します．具体的な周術期のイメージをもたせることが不安を軽減します．術後に「こんなはずではかった」「こんな合併症が起こるはずではなかった」とならないように術後の生活はこれまでとどのように変わるのかを患者にしっかり説明します．術後の生活に関して医療者側と患者側でギャップが生じてしまうと医療不信につながるだけではなく，早期退院や QOL にも影響します．術前からしっかり患者にかかわることが大事です．

術前は，炭水化物を摂取することが推奨されています．経口的に炭水化物を摂ることで，口渇感の軽減や術前不安が緩和されるという研究結果も報告されています．日本麻酔科学会の術前絶飲食ガイドラインでは，食事は術前6～8時間，飲水は術前2時間となっています．

●術中の推奨項目

術中は，プロポフォールも含めた短時間作用の麻酔薬を使い，早めに術後の覚醒を促します．また，術中・術後の水分 in/out 管理も重要です．術中に神経麻痺や褥瘡をつくらないことが早期離床に

つながります.

●術後の推奨項目

術後早期から経口摂取を目指します. DREAM (Drinking, Eating, Mobilizing) を意識してください. このとき, 悪心・嘔吐の抑制が必要になりますが, 循環動態が悪い患者や心機能が落ちている患者は消化器系の臓器がむくんでいることがあるため, 対応が難しい場合があります. しかし, ヒトの免疫のほとんどは腸に由来しているので, 腸を使うことはとても大事です. 経口摂取が難しいときは, 経腸栄養を検討しましょう.

術後は疼痛管理を徹底し, 早期離床促進プログラムを計画します. 術後の過剰な安静はインスリン感受性の低下や呼吸器の低下, 肺炎性症候群を誘導してしまいます. 心臓リハビリテーションを術後早期から積極的に取り入れましょう.

退院後の患者のフォローアップも重要だといわれています. そのためにはまず, 退院後早期に患者と接触することです. プロトコールでは退院後2～3日の間に看護師が患者と電話などで接触し情報収集することとなっています. 電話することは難しくても, 病棟・外来の看護師が連携し, 病棟から外来に移ったときにケアが途切れないようにしましょう. 病棟と外来を橋渡しする役目を担うのが看護師です.

ERASで推奨されている22項目をすべて実施しなければならないということではありませんが, コクラン (Cochrane) では, 7項目以上は実施する必要があるといわれています.

●Cochrane
世界のさまざまな研究から最良のエビデンスを収集・要約している機関

チーム医療での看護師の役割

心臓血管外科のチーム医療における看護師の役割を考えてみましょう.

●術　前

術前の主な役割は2つあります. 1つは, 回復遅延や合併症のリスク評価をするということです. 心臓血管外科の手術は緊急手術, 腎機能障害, 高齢, 糖尿病, 左心機能低下, COPD, 脳血管障害などのリスク評価を行ったうえで臨まなければなりません. 併せて,

う歯や禁煙への早期介入も行います．入院前からの情報収集とカウンセリングは看護師の重要な役割です．

　もう1つの役割は包括的心臓リハビリテーションの指導です．病態評価と術後をイメージした運動処方とトレーニング，心理社会的因子および社会復帰に関するカウンセリングを行います．動機づけは重要であり，生活指導，食事指導，運動指導をリハビリスタッフと協働して行います．

●術　中

　術中は，手術の介助を中心として，回復遅延の因子である手術時間，出血量，左室駆出率の低下などを抑えるといったことを意識して，他職種とコミュニケーションをとります．

●ICU（術後早期）

　術後早期のICUでは，異常の早期発見や苦痛の緩和，不快の除去，せん妄予防を行います．短期的な術後回復のアウトカムとして，患者が術後早期に飲み始めること（Drinking），食べ始めること（Eating），動き始めること（Mobilizing）—3つの行為の頭文字をとってDREAM—が推奨されます．DREAMを達成するためには術後の疼痛管理や悪心・嘔吐の管理が大切です．それと同時に人工呼吸器関連肺炎（VAP）予防，感染予防，睡眠援助，セルフケア促進，環境調整といった回復促進のためのケアを行います．

> ●VAP
> ventilator-associat-
> ed pneumonia

●病棟看護（術後管理から退院支援）

　患者が病棟に戻ってからは，心臓リハビリテーションを積極的に実施していきます．心臓リハビリテーションというと，かつては運動だけというイメージが強かったのですが，現在では運動耐容能向上のほか，食事管理や生活管理，内服管理，体調のセルフコントロールの指導といったことも含めた包括的なリハビリテーションを行います．ですから，リハビリテーションのスタッフとともに看護師も積極的に介入することが大事です．

　回復期では心筋虚血，心タンポナーデ，不整脈，創部感染，縦隔炎，肺炎，塞栓症などの合併症の予防も行います．さらに，退院計画を立てて医療チームで共有し，介護者教育，体重管理，禁煙や糖尿病管理，高血圧管理とったセルフモニタリング指導を行い，再入

院とならないように患者への退院指導を行います.

引用文献
1）Cotton P：Fast-track improves CABG outcomes. JAMA 270：2023, 1993
2）Fearon KC, Ljungqvist O, Von Meyenfeldt M, et al：Enhanced recovery after surgery：a consensus review of clinical care for patients undergoing colonic resection. Clin Nutr 24（3）：466-477, 2005

2-2 冠動脈バイパス術

POINT

- CABG は開存率が高く，完全血行再建が可能．しかし，カテーテル治療に比べ侵襲度は高い
- グラフトには主に動脈が用いられる．特に内胸動脈の予後が良い
- on-pump は確実な血行再建ができるが，人工心肺装置の侵襲を考慮してケアする
- off-pump は侵襲が少ないが，手術手技が難しいため不整脈や血圧低下に注意する

冠動脈をおさえよう

冠動脈の図を理解することは，冠動脈バイパス術（CABG）の看護を行うにあたって非常に大切です（図4）.

術前はどのあたりの血管が詰まっているかによって，どのようなことが起こり得るのか予測できます．例えば，5番（LMT）の血管が詰まると左の心筋がすべて障害されてしまいます．ですから，有意狭窄はほかの冠動脈は75％以上であるのに対してLMTは50％以上で治療が開始されます．心臓にとって，左心系はとても大事です．左心機能の低下は心不全や不整脈につながります．また，右冠動脈にある洞房結節枝（SN）に血液が流れず刺激電導系が機能しなくなれば，上室性の不整脈が生じます．房室結節枝（AVN）や房室枝（4-AV）は房室結節周辺を栄養しているので血液が不十分だと房室ブロックが起きます．このように詰まった血管を知ることで術前の観察ポイントがわかるのです.

CABG
coronary artery by-pass grafting

冠動脈バイパス術

冠動脈バイパス術（CABG）について説明する前に，まず心筋梗塞などの虚血性心疾患の治療についてふれておきましょう.

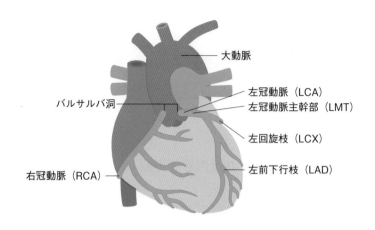

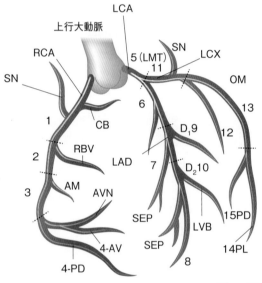

右冠動脈
RCA ：右冠動脈
CB ：円錐枝
SN ：洞房結節枝
RBV ：前右室枝
AM ：鋭縁枝
AVN ：房室結節枝
4-AV ：房室枝
4-PD ：後下行枝

左冠動脈
LCA ：左冠動脈
LMT ：左冠動脈主幹部
LAD ：左前下行枝
D_1 ：第1対角枝
D_2 ：第2対角枝
LVB ：前左室枝
SEP ：中隔穿通枝

LCX ：左回旋枝
OM ：鈍縁枝
PD ：後下行枝
PL ：後側壁枝

図4　冠動脈

　虚血性心疾患の治療には，内科的な治療と外科的な治療の2つの治療法があります．内科的治療として，経皮的冠動脈形成術（PCI，PTCA），つまり，カテーテル治療があります．外科的治療として，CABGがあります．本書ではCABGについて解説します．

●CABGは内科的治療とどう違う？
　虚血性心疾患の治療戦略には，薬物治療，カテーテル治療（PTCA，PCI），手術治療があり，それぞれにメリットがあります（**表1**）．
　CABGのメリットは，①開存率が高いことと，②完全血行再建が可能であることです．②については，部分的ではなく，ほぼ

●PCI
percutaneous coronary intervention
●PTCA
percutaneous transluminal coronary angioplasty
●ERAS
enhanced recovery after surgery

表1　虚血性心疾患の治療戦略

	メリット	デメリット
薬物治療	非侵襲（身体への負担が少ない）	効果が小さい
カテーテル治療（PTCA，PCI）	低侵襲（短時間，身体への負担が比較的少ない，再施行も容易）薬より確実	薬に比べて侵襲性大再狭窄率が高い施行できない場合がある
手術治療（CABG）	開存率が高い完全血行再建	高侵襲再施行が難しい

表2　CABG の適応

・一枝病変で左前下行枝の近位部病変
・二枝病変で左前下行枝の近位部病変を含むもの
・二枝病変でカテーテル治療に適さない病態
・三枝病変
・左主幹部病変
・危険にさらされた側副血行路を含む病変

100％血行再建が可能です．ただし，デメリットは高侵襲であることです．また，CABG では胸を開けないといけません（開胸手術）から，再手術が必要になったときも大変です．

　CABG は高侵襲の手術ですが，それでも選択しなければならないケースがあります（**表2**）．ガイドラインなどでは，心臓にとって重要な血管である LMT や左前下行枝の近位部に病変がある場合，三枝病変，多枝病変などのときは手術適応を検討することが推奨されています．つまり，このようなケースでは手術を選択したほうが予後が良いといわれています．多枝や左冠動脈（LMT），左前下行枝（LAD）の近位部病変などは，左心系の重要な部分の血液を栄養しているため，確実に再灌流させる必要がありますから CABG を選択します[1]．また，糖尿病の患者の中でも心筋梗塞を再発するリスクの高い患者が CABG を行うと生命予後の改善が期待できるといわれています[2]．

　PCI の部分的な血行再建では，ステントの前後に再び狭窄が起きたり，ステントが詰まったりしてしまうことがあります．一方，CABG の完全血行再建では，もとの冠動脈が詰まったままでも，その詰まった先を血行再建していますから，今まで血流が不十分

だった心筋にも血液が流れます.

　PCIは現存する病変のみが対象の治療です．つまり，症状がすでに生じていたり，問題が起きたりしている病変のみを治療します．CABGはつなぐ部位によっては将来の新規病変も含めてバイパスしている可能性があります．つまり，将来の心筋梗塞が致死的なイベントとならないようにする治療ともいえます.

グラフトはどのように選ぶ？

　バイパスのグラフトは，①胸骨の両側にある内胸動脈，②腕の動脈の一部である橈骨動脈，③胃周囲の動脈である右胃大網動脈，④足の表面にある大伏在静脈の4つが主に使われます（**図5**）．このようにグラフトは動脈グラフトと静脈グラフトがあり，①③有茎グラフト，②④は遊離グラフトといいます.

　この中で左右内胸動脈がよく使われます．その理由は上手に吻合されれば10年後でも90％で血液が問題なく流れることが判明しているからです．内胸動脈は，術後の狭心症や心筋梗塞の発生率を低下させて生存率を向上させます．ただし，左右両方の内胸動脈を同時に使うと縦隔炎のリスクが高くなるといわれているので術後および外来で注意して管理します.

　静脈グラフトは10年後に60％しか血液が流れないといわれます．そのため，内胸動脈がよく使われるわけです．そのほか，動脈グラフトとして，橈骨動脈や右胃大網動脈が頻繁に使われていますが，

> ● **有茎グラフト**
> 血管の片側を切り離し，そこをバイパス先に吻合する
> ● **遊離グラフト**
> 完全に血管を切り取り，別の部位の血管と血管をバイパスする
> ● **内胸動脈**
> internal thoracic artery：ITA
> ● **大伏在静脈**
> saphenous vein：SV
> ● **橈骨動脈**
> radial artery：RA
> ● **胃大網動脈**
> gastroepiploic artery：GEA

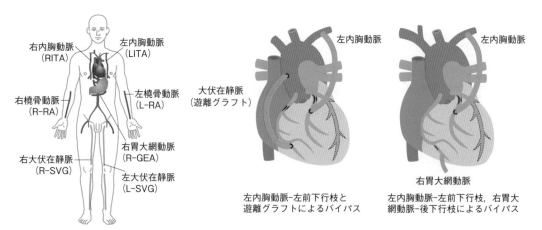

図5　CABGに使用されるグラフトの選択

攣縮（スパズム）を起こすことがあります．スパズムが起こると心臓は虚血になります．そのため，カルシウム拮抗薬などを内服して予防します．

on-pump と off-pump のメリットとデメリット

　CABG において，人工心肺を使用するかどうかで身体侵襲の程度が異なります．

　人工心肺を使う on-pump CABG は心臓を一時停止させる手術です．心臓を一時停止させることは非生理的なことであるため，手術時間が長くなるほど術後の影響は大きくなります．最近は人工心肺でサポートしながら心臓を動かして手術する on-pump beating CABG も行われています．心停止しないため，拍動流が可能で生理的です．

　人工心肺を使わない手術が off-pump CABG です．人工心肺の合併症はありませんが，心臓を拍動させたまま行う手術のため，非常に難しい手技といわれます．しかし，低侵襲で患者の身体への負担が少ないため，わが国では CABG の 60％が off-pump CABG といわれています．

　では，on-pump CABG と off-pump CABG のメリットとデメリットをみてみましょう（**表3**）．

表3　on-pump CABG と off-pump CABG の比較

	on-pump	
長　所	心臓が止まっているので確実に吻合可能 心臓の裏側もひっくり返し（脱転）手術できる	
短　所	大動脈の穿刺，送血によって動脈硬化病変を吹き飛ばし脳梗塞を起こすリスクがある 体外循環による侵襲を受ける	

	off-pump	
長　所	大動脈に管を入れないので脳梗塞の危険性が低い 全身のダメージも少ない	
短　所	心臓が動いているので血管が細いと吻合が難しい 心臓を脱転することで血圧が下がったり不整脈などにより吻合ができない，あるいは心室細動やショックなどをきたす可能性がある	

●on-pump CABG のメリットとデメリット

　on-pump のメリットは，心臓が止まっているので安全に確実な血行再建ができることです．心臓の裏側を血行再建しなければいけない場合も心臓をひっくり返して（脱転）手術ができます．

　デメリットとして，体外循環に血液を回収して，ポンプで全身に送るという非生理的な血行動態があります．また，大動脈に人工心肺からの血液を返血しますが，CAGB が適応の患者は動脈硬化が進んでいるので，穿刺するときに血管を傷つけてしまうと動脈硬化の病変が脳に飛んで脳梗塞を起こすというリスクがあります．

●off-pump CABG のメリットとデメリット

　off-pump CABG のメリットは人工心肺装置を使わない分，侵襲が少ないことです．大動脈に管を入れないので，脳梗塞の危険性が低く全身のダメージも少ないです．一方で，侵襲は少ないのですが，デメリットもあります．心臓が動いているので血管が細いと吻合が難しいのです．また，心臓の裏側の血管にバイパスするとき，脱転で裏返したり持ち上げると血圧が下がったり，不整脈になったり，吻合ができない場合があります．手術中に心室細動やショックをきたす可能性もあるので難しい手技になります．術後に吻合部狭窄が見つかることもあります．

　このようなデメリットがあるため，最近の文献では，on-pump も off-pump も合併症や予後に差がないという報告が出ています．さらに，海外のランダム化比較試験の中には on-pump のほうが成績が良く，off-pump のほうが悪いという報告もあります．つまり，熟達した術者と医療チームがあってこそ off-pump CABG は良好な成績が出せるのです．ですから，患者にメリットとデメリットをしっかり説明し，医療チームのバックアップ体制も含めてよく検討したうえで off-pump CABG を選択する必要があります．

引用文献

1) Detre K, Lombardero MS, Brooks MM, et al : The effect of previous coronary-artery bypass surgery on the prognosis of patients with diabetes who have acute myocardial infarction. N Engl J Med 342 : 989-997, 2000
2) Gersh BJ, Frye RL : Methods of coronary revascularization-Things may not be as they seem. N Engl J Med 352 : 2235-2237, 2005

2-3 冠動脈バイパス術の術後管理

POINT
- CABG の 4 大合併症は低心拍出量症候群（LOS），周術期心筋梗塞（PMI），脳梗塞，不整脈
- 心臓血管外科手術の急性期は平均血圧が非常に重要（心臓以外の全身の臓器・細胞への臓器灌流の決定因子）

術後管理で大事なこと

CABG の術後管理において最も大事なことは，合併症を予防して術後の心拍出量を維持することです．そのためには，術前のリスク評価をしっかり行い，術後に起こりやすい 4 大合併症について気をつけることです．CAGB の 4 大合併症とは，低心拍出量症候群（LOS），周術期心筋梗塞（PMI），脳梗塞，不整脈の 4 つです．

合併症① 低心拍出量症候群（LOS）

①機 序

LOS の機序としては循環血液量減少と心ポンプ機能低下があります．循環血液量減少の原因には，術中・術後出血や人工心肺装置使用後の侵襲に伴う血管透過性亢進・膠質浸透圧低下・肺毛細血管圧亢進によるサードスペース（非機能的細胞外液）への体液の移行があります．また，利尿期は利尿亢進によって循環血液量が低下します．心ポンプ機能低下の原因は，術前の状態に影響を受けます．また，手術で心臓にダメージを与えることや術後に PMI が起こると壁運動が低下することなどがあります．

LOS
low cardiac output syndrome

②発 見

LOS を早期発見をしてケアするためには，ドレーンの排液や末梢冷感，チアノーゼ，頻脈や不整脈，尿量低下，血圧低下，パラメー

タ変動（CI低下，CVP変動，Sv̄O₂低下），酸素飽和度低下をみます．
また心タンポナーデの徴候に注意します．

③予　防

　血圧変動や尿量低下をみるときは，平均血圧が非常に重要になってきます．

　平均血圧を維持するということは，臓器灌流量を維持することを意味します（コラム，図6）．臓器灌流量の指標で一番わかりやす

『平均血圧』維持＝臓器灌流維持

臓器灌流の指標≒腎血流≒尿量

⬇

「目標尿量が確保できる収縮期血圧」でよい

・収縮期血圧には予後改善との関連がない
・平均血圧65 mmHg以下は予後との関連が強い

図6　臓器灌流維持

平均血圧が大事なワケ

　一般的な重症患者の管理における血圧の臨床的な意義は，収縮期血圧は左室の後負荷や動脈性の出血のリスクになることです（図A）．ですから，収縮期血圧は低ければ低いほどよいわけです．ただし，収縮期血圧が低いと拡張期血圧も下がってしまうので，拡張期血圧は維持する必要があります．もちろん平均血圧も下がります．ですから，拡張期血圧と平均血圧を維持できる最低の収縮期血圧で管理することが一番良いわけです．

　拡張期血圧は冠動脈血流の決定因子です．平均血圧は心臓以外の全身の臓器・細胞への臓器灌流の決定因子です．ですから，平均血圧が非常に大事になってきます．

　平均血圧は，脈圧÷3＋拡張期血圧で計算できます．

　普段，看護師は動脈で血圧を測ります（図B）．動脈は太い血管ですから，細胞と栄養をやり取りしているわけではありません．どこで栄養をやりとりしているかというと，それは細動脈の先の毛細血管です．ここに看護師が測った程度の血圧は脈

圧があるのかというと，ないのです．毛細血管レベルまでいくと収縮期血圧と拡張期血圧は関係なくなります．ここで意味をもつのが平均血圧ですので，平均血圧が非常に大事なのです．

収縮期血圧：左心室の後負荷
　　　　　　動脈性の出血のリスク
拡張期血圧：冠動脈血流の決定因子
平均血圧：心臓以外（全身の臓器・細胞へ）の
　　　　　臓器灌流の決定因子
　　　　　※細動脈，毛細血管の血圧が重要

平均血圧
　≒（収縮期血圧−拡張期血圧）÷3＋拡張期血圧
　≒脈圧÷3＋拡張期血圧

図A　血圧のもつ臨床意義

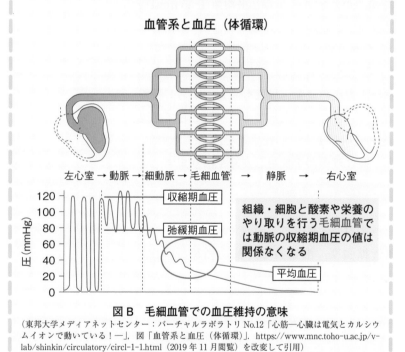

血管系と血圧（体循環）

左心室 → 動脈 → 細動脈 → 毛細血管 → 静脈 → 右心室

圧（mmHg）

収縮期血圧

弛緩期血圧

組織・細胞と酸素や栄養のやり取りを行う毛細血管では動脈の収縮期血圧の値は関係なくなる

平均血圧

図B　毛細血管での血圧維持の意味
（東邦大学メディアネットセンター：バーチャルラボラトリ No.12「心筋—心臓は電気とカルシウムイオンで動いている！—」，図「血管系と血圧（体循環）」．https://www.mnc.toho-u.ac.jp/v-lab/shinkin/circulatory/circl-1-1.html（2019年11月閲覧）を改変して引用）

いものが腎血流量，つまり尿量です．目標とする尿量が維持できていなければ，心拍出量が足りないのではないかと考えます．急性期では特に平均血圧を65mmHg以上に維持し，目標尿量が維持できるように血圧管理します．高すぎる収縮期血圧は出血のリスクを高

め，術後の左心室の後負荷になることを理解する必要があります．目標尿量が維持できていて，体重増加がなく自覚症状がなければ，収縮期血圧の少しの低下に一喜一憂する必要はありません．

手術後の血圧指標は，目標尿量が確保できる最低収縮期血圧です．例えば，収縮期血圧が100 mmHg で尿量が十分目標に達するのであれば100 mmHg の血圧でよいですし，もともと術前の血圧が高くて130 mmHg ないと尿量が維持できないのであれば術後も130 mmHg 前後でコントロールする必要があります．また CABG 後なので拡張期血圧も下がりすぎは良くありません．

なぜ血圧を維持しなければいけないか，血圧が低いとどのような問題があるのかという根本的なことを考えると，臓器への血流が減少してしまうからです．収縮期血圧は臓器や組織灌流などには大きく影響しないので，冷静に血圧を見ることが大切です．組織灌流には平均血圧が大切なのです．重症患者になると平均血圧65 mmHg 以下は予後との関連が強い[1] といわれているので，平均血圧は65 mmHg より高く保つことが重要です．

このように LOS を考えるときには，収縮期と拡張期の血圧も非常に大事ですが，平均血圧，血圧の変動，尿量も考えながら，臓器灌流も念頭に入れて管理していくことが大事です．予防として必要時，強心剤，血管拡張薬を使用します．心仕事量を減らすために，鎮静薬・鎮痛薬を検討し，時に呼吸器を使用し安静を図ります．

④対　処

原因となっていることへの対処と併せて，輸液・輸血の点滴，強心剤，ペーシング，血管拡張薬，酸素投与，補助循環（IABP，PCPS）なども行います．

合併症②　周術期心筋梗塞（PMI）

①機　序

PMI の原因の1つは術中の低血圧です．また，不十分な心筋保護が最大の原因であるといわれています．ですから，術後管理では術中イベントの有無について確認することが大事です．また胃大網動脈や橈骨動脈は術後に冠動脈スパズムも起こしやすいことを念頭に入れ管理します．

PMI
perioperative myocardial infarciton

まれに術中に空気や脂肪などの組織が冠動脈血管内に混入することで塞栓症を起こします．特に off-pump CABG では，手術手技が難しため，グラフト吻合部の狭窄による血流不足が起こりやすく PMI の原因となります．

②発　見

採血データでは，一般的な急性冠動脈症候群と同じように酵素系のピークアウトの状態で発見されます．CPK の上昇も発見の手がかりです．

心電図モニタ上の ST 変化の推移や経食道エコーや術後検査で壁運動低下を確認することでも発見できます．

③予　防

予防には薬を使います．データや検査等で血液灌流障害が疑われる指標がないかどうかを確認しましょう．

④対　処

心負荷をとるため血管拡張薬やスパズム予防にカルシウム拮抗薬を投与します．ST 変化があれば，12 誘導心電図で吻合部や新たな異常がないかを確認します．また，緊急カテーテルの治療を検討し，準備しておきます．

合併症③　脳梗塞

脳梗塞もよく起こる合併症です．off-pump CABG よりも on-pump CABG で起きやすくなります．また，心房細動も CABG のあとに起こりやすく，25％程度にみられ，脳梗塞の原因となります．

①機　序

術中の血圧低下，大動脈壁の石灰化，粥腫が原因となります．on-pump の場合，人工心肺の管を穿刺するときに動脈硬化の組織病変が脳に飛ぶことによって脳血管障害が起きます．一方，off-pump の場合は人工心肺を使用しないため，術中，ヘパリン使用量が少なく，術後は血液凝固能が亢進しやすいと考えられています．また，利尿期の血管内脱水による血栓形成も原因となります．

②発　見

一般的な脳梗塞と同じ方法で見つけます．

意識混濁や意識レベルの変化と同じように，手術直後の患者の瞳孔の観察は非常に大切です．手術後は瞳孔を必ず見てください．麻酔から覚めるまで脳梗塞が起こっていることに気づかないこともしばしばあります．

麻酔から覚醒したあとも引き続き瞳孔の状態を確認してください．加えて四肢運動の左右差を見て，四肢麻痺の有無を確認してください．術前の情報をもとに術前と違いがないかどうかを確認する必要があります．その他の神経学的所見を確認します．脳梗塞の原因の1つとなる脱水状態の観察も行ってください．例えば，ヘマトクリットやヘモグロビンの上昇，腎機能の上昇をみます．また，心房細動時は心内血栓を形成しやすいため注意が必要です．

③予　防

術前に脳梗塞リスクが高いとアセスメントした患者は，適正な血圧を維持することが大切です．特に低血圧には注意してください．チームで心負荷と脳血流のバランスを考えて目標血圧を共有します．必要時，輸液や昇圧薬の使用を検討します．心房細動をきたしたときはヘパリンの投与を検討します．

④対　処

脳梗塞が疑われるときにはCTやMRIを行います．脳血流を考えると目標血圧をやや高めに設定する必要があります．

合併症④　不整脈

①機　序

手術では心臓を触ります．その侵襲を受けた心臓は不整脈が起きやすくなります．また，術中に大量に輸液をすると心臓に負荷がかかるため，不整脈が起きやすくなります．

手術では電解質のバランスが崩れることがありますが，これも不整脈の原因となります．

②発　見

　術中の輸液・輸血量や出血量，血液検査から電解質のバランスを確認してください．

　術前から腎機能障害があったり，尿量増加時には血清カリウム値が変動しやすかったりするため，術後に変化を確認し，不整脈の予防に努めます．

③予　防

　定期的に血液データを確認することで予防を行います．電解質を適正に保つようにします．また，水分バランスも重要なので，急激なマイナスバランス，プラスバランスには注意が必要です．

④対　処

　不整脈への対処は電解質を補正するための薬物投与が第一選択です．不整脈が原因でLOS，血圧が低下するときは抗不整脈薬やDCショックを検討します．

引用文献

1) Dünser MW, et al：Arterial blood pressure during early sepsis and outcome. Intensive Care Med 35（7）：1225-1233, 2009

2-4 人工弁置換術と弁形成術

POINT

● 人工弁置換術と弁形成術は大動脈弁と僧帽弁が多い
● 弁形成術は血栓ができる危険性が低く回復がはやい
● 弁置換術は血栓形成のリスクがあるため，抗凝固薬内服が必須
● 大動脈弁は弁置換術が主流

左心系に多い弁膜症

　左心系は人体にとって非常に重要であるため，人工弁置換術と弁形成術においても，左心系の弁である大動脈弁と僧帽弁の弁膜症は特に注意して管理する必要があります．発生頻度も左心系の弁に関する疾患が多くを占めます．そこで，ここでは大動脈弁と僧帽弁の弁膜症を中心に述べていきます．

　心臓弁膜症には狭窄と閉鎖不全があります．大動脈弁が狭窄して

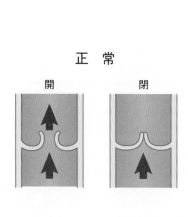

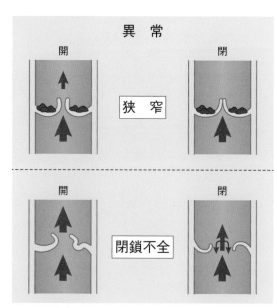

図7　弁の狭窄と閉鎖不全

いたら，大動脈弁狭窄症（AS）となります．大動脈弁が閉鎖不全を起こしていたら，大動脈弁閉鎖不全症（AR）となります．僧帽弁においても僧帽弁狭窄症（MS）と僧帽弁閉鎖不全症（MR）があります．

　普段，弁は普通に閉じたり開いたりしています．ところが，何らかの問題が生じて弁が器質化して狭窄すると狭窄症となります．また，何らかの問題で弁が壊れると閉鎖不全となります（図7）.

弁形成術と弁置換術

●弁形成術

　弁形成術は自己弁を温存する手術です．温存するということは，弁の緩んだ部分を切除・縫合したり，弁を引っ張る腱索に人工腱索を移植したり，弁輪を補強することによって自分の弁の形を整えるということです．僧帽弁を施術することを僧帽弁形成術（MVP），大動脈弁で施術することを大動脈弁形成術（AVP）といいます.

●MVP
mitral valve plasty
●AVP
aortic valve plasty

●弁置換術

　弁の状態が悪いときは形成が難しいため，そのときは弁自体を新しいものに取り換える手術を行います．これが弁置換術です．交換する弁にはカーボン製の機械弁とブタやウシなどの動物の組織を利用した生体弁があります（図8）.僧帽弁での置換術を僧帽弁置換術（MVR），大動脈弁での置換術を大動脈弁置換術（AVR）といいます.

●MVR
mitral valve replace-
ment
●AVR
aortic valve replace-
ment

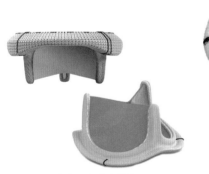
牛心のう膜生体弁
（写真提供：エドワーズライフサイエンス）

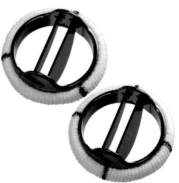
SJM 人工心臓弁
（写真提供：アボット）

図8　人工弁と生体弁

弁形成術のメリット・デメリット

●メリット

弁形成術のメリットは，自分の弁をそのまま使用するため長期間の抗凝固療法が不要であり，人工弁に関連した合併症（人工弁感染症，弁機能不全）のリスクを回避できることです．僧帽弁では，90％以上のケースで弁形成術が可能であるといわれています．

●デメリット

弁形成術は手術が難しく，手術時間が弁置換術に比べると長くなる場合もあります．そのため，高齢者や合併症のある患者では術前によくメリット・デメリットを患者説明する必要があります．

弁置換術のメリット・デメリット

●メリット

弁置換術のメリットは，弁形成できない患者にも実施できるということが挙げられます．例えば，弁が硬く石灰化している患者，弁の大部分が感染している患者，短時間で手術を行う必要のある超高齢患者や重症患者などにも手術できます．大動脈弁は，弁形成術後にどれくらいの確率で再発するか知られていないため，弁置換術が主流となっています．

●デメリット

デメリットとしては，機械弁は人工的に作ったものですから，血液が人工的なものを通るために血が固まりやすいことです．そのため，血栓予防の抗凝固療法を永久的に行わなければなりません．生体弁は動物の弁を利用するわけですから，人と同じように耐久年数があります．したがって，15年前後で構造的劣化が進み再手術が必要になる可能性が高くなります．

弁置換術のときに機械弁を使うのか，生体弁を使うのか．これは，患者の年齢から余命を考慮し，どのくらい治療や薬物療法のコンプライアンスがあるかをアセスメントして選択します．例えば，高齢で毎日の抗凝固薬の内服が難しいときは生体弁を使用し，壮年期で長期的に弁の再手術を回避したいときは機械弁にします．

2-5 大動脈弁の手術

● 大動脈弁置換術が第一選択
● 生体弁と機械弁の使い分けは「耐久性」「年齢」「抗凝固療法」がポイント
● AS術後はLOS，AR術後は左心不全症状に注意

　弁膜症手術で最も多い手術が大動脈弁の手術です．大動脈弁形成術（AVP）は大動脈弁置換術（AVR）よりも再手術になる割合が高くなります．また，心機能や予後を改善させる根拠が乏しいのでAVRが主流となっています．

　生体弁と機械弁の使い分けのポイントは，「耐久性」「年齢」「抗凝固療法」です．術後に患者があと何年，何十年生きることを目指すのかを考え，弁が耐えられるのか，再手術が長期的にみていつ頃必要となる可能性があるかを考えます．また，抗凝固療法では，「この患者さんはこれから一生，薬を飲み続けられるのか」ということも考えながら選択します．

　大動脈弁の術後管理にあたっては，大動脈弁狭窄症（AS）と大動脈弁閉鎖不全症（AR）の特徴を理解することが大切です．また，術前の患者の状況をしっかり把握して，侵襲を受けた心臓が術後はどのような回復の経過をたどり，どのような管理が必要かを考えることが大事になります．

●AS
aortic stenosis

大動脈弁狭窄症の特徴

　大動脈弁が狭窄していると，血液を左心室から全身に送り出したくてもすべて送り出すことができず，左心室に強い抵抗が生じます（高負荷上昇）．そうすると，負荷のために左心室の内側の筋肉がどんどん厚くなっていきます．これを求心性肥大といいます．内側に向かって筋肉が厚くなってくるわけですから，左心室の内腔がどんどん狭くなってきます．そのため，左心室の容量が減少して1回心

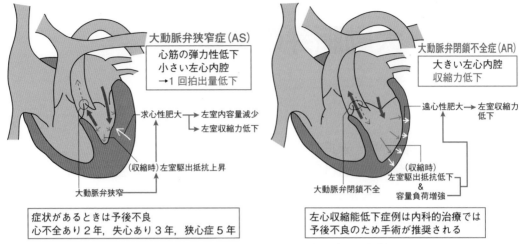

図9　大動脈弁狭窄症と大動脈弁閉鎖不全症の特徴

（正垣淳子：胸部大動脈瘤．"徹底ガイド心臓血管外科術後管理・ケア（ハンディ版）"山中源治，小泉雅子編．総合医学社，pp85-95，2016
を改変）

拍出量が少なくなります．その代償として，脈が速くなることがあります．これが大動脈弁狭窄症の特徴です（**図9**）．重症化すると，心不全，失神，狭心痛が出現します．これら以前に労作時の息切れ，めまい，胸痛があるときには注意です．息切れは，左室弾性低下から左室拡張末期圧が上昇することで左房圧が上昇し，肺うっ血が生じることが原因となります．また，求心性肥大で心室中隔が肥厚すると右室が圧迫され，右室・右房圧が上昇するため，肺動脈圧が上昇することも労作時の息切れにつながります．めまいは心拍出量低下に伴う脳血流量低下によって起こります．胸痛は左室圧の上昇や求心性肥大で冠状動脈が圧迫され，血流が流れにくくなることが原因で起こります．

　手術をして大動脈弁を治しても，左心室の内腔は狭いままです．例えば，正常なとき左心室は10の血液を受け取って，10の血液を拍出していましたが，狭くなった左心室には10の血液が入ってこられないため，入ってきた分の血液しか拍出できないわけです．したがって，1回拍出量の低下が問題になってくるので，術後はLOSに注意しなければいけません．また，心筋の弾力性も低下していますので，拡張障害も問題です．

　ASは，治療せずにいると予後不良といわれています．心不全症状があると約2年，失心があると3年，狭心症があると5年の予後といわれています．

大動脈弁狭窄症の術後管理

①病　態

左室の求心性肥大に伴う1回拍出量の低下と心筋弾力性の低下がみられます.

②術後の循環管理

左室の内腔が小さいため，1回拍出量が低下していますから，脱水に注意が必要です.一方で,左室の弾力性がなくなっているので,前負荷が急に大きくなっても対応できなくなっています.

1回拍出量が低下しているということは,心拍の数で心拍出量を稼がないといけないということです.必要時,テンポラリーペースメーカが挿入されます.脱水時の前負荷の低下によって血圧低下を招くこともあるため,LOS に注意しながら,心拍数をある程度維持して,前負荷で循環血液量を保つようにする必要があります.

③術後観察のポイント

水分出納バランスの管理は難しいのですが,これが非常に大切です.左室の内腔は小さくなっていますから,前負荷が過剰に増加すると,左室の充満圧が容易に上昇してしまいます.そのため,血圧が急激に上昇し,心負荷が増加することがあるので注意してください.

大動脈弁閉鎖不全症の特徴

大動脈弁の閉鎖が不完全なために,収縮時に血液を出しても,拡張期に血液の一部が左心室に戻ってくるのが大動脈弁閉鎖不全症（AR）です.送り出した血液が戻ってきてしまうので左心室に容量負荷がかかります.そのため,筋肉が外側へどんどん引き伸ばされて薄くなっていきます.これを遠心性肥大といいます.筋肉が薄くなってしまうため,左室の収縮力が落ちていきますので左心不全に注意しながら管理する必要があります.

左心収縮機能がかなり低下している AR の患者は,内科的治療では予防不良のため,手術が推奨されます.

●AR
aortic regurgitation

大動脈弁閉鎖不全症の術後管理

①病　態

左室は遠心性肥大のため収縮力が低下しています.

②術後の循環管理

左室の内腔が大きくなっていますから,ある程度の前負荷が必要です.ただし,心ポンプ機能が低下しているため,過度な前負荷を与えてしまうと容易に左心不全になってしまうので注意してください.

③術後観察のポイント

術後は,血圧,脈拍数,尿量推移,水分出納バランスなどの一般的な循環動態指標をモニタリングします.

左心不全症状の早期発見に努めましょう.心機能の低下が軽度の患者であれば,2週間程度で心機能は少しずつ戻るといわれています.しかし,術後に左心内腔の縮小がみられない場合はLOSや肺うっ血で難渋する重症例だと考えられます.前負荷は必要ですが増加し過ぎないよう,輸液管理し,高血圧にならないように血管拡張薬が必要になることがあります.

大動脈弁置換術の術後急性期の観察

大動脈弁置換術(AVR)の術後は,心房細動や心房粗動の前兆を見逃さないように気をつけましょう.術後,約60%に心房細動を起こすといわれるので,洞調律を維持することに努めます.心房収縮により血液が心室にしっかり送られているかが重要で,心房収縮が減少して左心の充満圧(左室拡張末期圧)が低下すると心拍出量は低下します.ですから,しっかりと洞調律で維持することが大事です.心房期外収縮は心房細動の前兆かもしれませんので,電解質に注意しましょう.

術後の出血予防には,血圧のコントロールが肝になります.収縮期血圧が上昇すると出血を助長するからです.AVRでは人工心肺の使用により血管の凝固能低下を招きますから,出血には十分な注意が必要です.ドレーン排液量に気を配り,心タンポナーデの早期

発見に努めましょう.

　脳血管障害の合併症にも注意が必要です．人工心肺を使っていますから，特に送血管刺入部の上行大動脈に高度石灰化や壁肥厚病変のある患者はアテローム性塞栓症に注意する必要があります．術直後から瞳孔を観察し，麻酔から覚醒するときに四肢麻痺の有無を確認してください．

経カテーテル大動脈弁留置術

　その他の大動脈弁狭窄症へのアプローチとしては，最近は経カテーテル大動脈弁留置術（TAVI）が行われています.

　高齢の AS の患者の 30 ～ 40％は年齢や合併症から AVR が難しいといわれています．このようなハイリスクの患者や手術不能例に対する治療法として，TAVI は有用です．しかし，TAVI にも合併症があります.

　高齢で動脈硬化が進行した例では，血管損傷を起こしやすく，出血は予後不良因子となります．また，一定の確率で脳梗塞を起こすといわれています．TAVI で留置したステント弁が大動脈弁輪直下を走行する左脚枝を圧迫することで房室伝導障害を起こすことがあります．モニタに注意し，必要時ペースメーカが必要になります．ステント弁のサイズが合わず，小さいと AR をつくり，大きいと大動脈弁輪破壊から心タンポナーデとなることもあります．TAVI 術後は合併症の早期発見が重要な管理の 1 つです.

●TAVI
transcatheter aortic valve implantation

2-6 僧帽弁の手術

POINT

● 僧帽弁弁膜症の術後は，血圧を低めに保ち，弁への負担を最小限にする
● 心房細動に注意し，心拍数コントロールを行い，心拍出量を維持する

僧帽弁弁膜症は，僧帽弁狭窄症（MS）と僧帽弁閉鎖不全症（MR）ともに進行性の疾患です．

MS はほとんどがリウマチ性です．ほとんどが小児期のリウマチ熱が原因となりますが，近年はリウマチ熱が減少しているため，MS 患者も減少傾向にあります．

MR の原因は心筋虚血や老化（退行変化）です．感染性心膜炎やリウマチ熱も器質的病変を引き起こします．MR は無症状のまま進行することが多いため，症状が現れてきたときには心不全が進行していることが多いです．

僧帽弁疾患の治療を考えるときには，急性のものか慢性のものかを評価することがポイントになります．併せて，左心室と右心室の機能がどの程度維持されているのか，肺の血管抵抗はどの程度なのかということも考慮することが大切です．

● MS
mitral stenosis

● MR
mitral regurgitation

僧帽弁狭窄症の特徴

MS は，リウマチで弁が硬くなることによって僧帽弁が狭窄します（**図 10**）．狭窄によって左心房から左心室への血流が障害されるので，左房に高い後負荷がかかります．そうすると，左心房の圧は上昇します．左心房は肺につながっているので肺うっ血が起きて肺高血圧になります．肺高血圧が進行すると右心不全の症状も出てきます．また，右心房・左心房が拡大すると心房細動も起きやすくなり，心房内に血栓が生じやすくなります．

僧帽弁狭窄症の術後の循環管理

①病　態

　MS では，左心房から左心室への容量負荷が減少しています．そのため，術後も左心室の機能は保たれているケースが多いです．ただし，左房圧の上昇から肺高血圧によって右心不全症状を呈している場合があり，そのような症例は，循環・呼吸管理が難渋することがあります．

②術後の循環管理

　術後は，血液流入障害が解消されるため，左心室への急激，あるいは過剰な容量負荷は心仕事量を増やしてしまいます．心負荷に注意しながら水分管理や血圧コントロールが大事になります．術前の肺高血圧についても考慮し，術後の右心不全も念頭において管理します．

　術後は血栓や心房細動を考慮しながら管理をします．MS では，不整脈の手術を行うケースも多いです．心房細動は術後に有効な心拍出量を減少させるため，メイズ（Maze）手術を併用することがあります．メイズ手術を併用することで術後の脳梗塞の発生率を低下させることができます．

　左房内血栓に対しては，覚醒時に四肢麻痺などを確認し，合併症の早期発見に努めます．

僧帽弁閉鎖不全症の特徴

　MR では弁が閉まらなくなるため，収縮期に大動脈へ流れるはずの血液の一部が心房のほうに戻ってしまいます（**図 10**）．そうすると，左心房容量負荷がかかるため，左心房が次第に拡大していきます．左心房は容量変化に対するコンプライアンスが低いため，その後は MS と同じように肺うっ血や肺高血圧，心房細動が起きます．MR が長期間にわたって進行すると容量が増加した左心房からの血液流入によって左心室の容量負荷も増えます．左心室の容量負荷によって左心室の遠心性肥大につながることがあります．この状態になったら心機能低下や LOS に注意が必要になります．

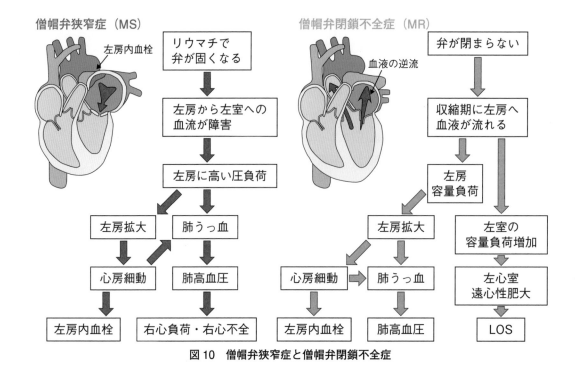

図 10　僧帽弁狭窄症と僧帽弁閉鎖不全症

僧帽弁閉鎖不全症の術後の循環管理

①病　態

　MR の初期は，左心室は後負荷が低い状態であるため，心機能は維持されています．しかし，慢性の MR になると左心室の容量負荷の増大で左心室機能が低下していますので，術後の管理は細心の注意が必要です．

②術後循環管理

　術後は左心房への逆流がなくなるため，大動脈方向へのみ血液が流れます．心機能が維持されている患者では，血圧が高くなることがあるので，血圧のコントロールが必要です．一方で，左心室の拡大症例では，心拍出量を維持するためにある程度容量負荷をかけ，左心駆出量を維持する必要があります．

　心機能低下や遠心性肥大のある症例では LOS が起きやすくなっています．急性期では特に水分管理や血圧管理が重要です．

　心房細動と左房内血栓への対応は MS と同じです．

僧帽弁の術後のポイント

①心拍出量の維持

　僧帽弁弁膜症の術後は，心拍出量を維持することが非常に大事です．開心術後は左心負荷の不適応から左心不全になりやすくなっています．術前の心機能低下はすぐには改善しないので，LOSにおちいりやすい状態です．心収縮力増強のためのカテコラミンや後負荷を軽減するための血管拡張薬が必要です．また，肺血管抵抗を下げる薬物療法も併用します．その他，補液や利尿薬で容量負荷を調整したり，薬剤やペースメーカで心拍数を調整したりします．

②心房細動に注意

　心房細動に注意が必要です．術前の左房負荷の影響から心房細動を併発している患者が多いです．しかし，一般的には致死性になりにくいことから，それほど重要視されない不整脈です．しかし，術後は有効な心拍出量を減少させる原因となるため注意が必要です．心房細動は正常洞調律に比べて20％程度心拍出量を減少させるので，術後の血行動態が改善しないことにつながります．左心房が拡大しているとメイズ手術でも洞調律にならないことがあります．発作性の心房細動も起こしやすいです．頻脈になると冠血流量が減少して心筋酸素消費量も増加するので心不全を助長するという悪循環が生じます．

③早期抜管と早期離床

　早期抜管と早期離床のケアを心がけましょう．例えば，陽圧換気（人工呼吸）の管理を長く続けていると右心の後負荷を増強させることになります．また廃用症候群にもつながります．

④弁トラブルの予防

　弁のトラブルを予防することが大切です．血圧を適切にコントロールすることで術後の弁への負荷を避けましょう．MVRでは出血量を見ながら，ヘパリン，ワルファリン，アスピリンによって抗凝固療法の早期開始を検討します．

2-7 大動脈の人工血管置換術

- ●大動脈瘤が破裂する前に手術することが非常に重要
- ●解離性大動脈瘤では分岐部血管の灌流障害の影響を考える
- ●動脈瘤や解離の部位によって起こりやすい合併症が異なる

大動脈疾患には大動脈瘤と大動脈解離の2種類があります.

大動脈瘤とは,通常の血管の1.5倍以上になったものをいいます.胸部では4.5 cm,腹部では3.0 cm以上を瘤と呼びます.おおむね,横隔膜を境にして胸部と腹部に分けられます.

大動脈瘤患者に対し術前に看護師が注意すべきことは,破裂の予防して早期治療につなげることです.大動脈瘤は多くの場合,無症状です.破裂すると激烈な痛みと急激な血行動態悪化となります.そのためには,瘤の位置(部位)はどこか,サイズはどうか,分岐部に影響しているかどうかを把握し,これをもとに適応を検討していきます(図11).

動脈瘤には,真性,仮性,解離性病変の3種類があります(図

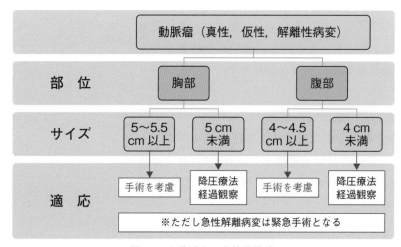

図11 大動脈人工血管置換術

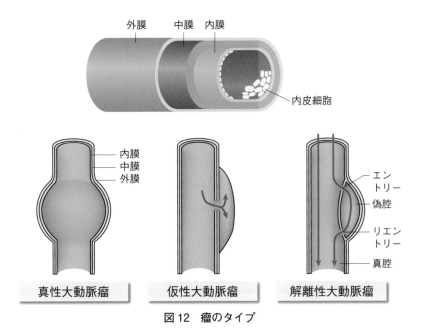

外膜　　中膜　内膜

内皮細胞

内膜
中膜
外膜

エントリー
偽腔
リエントリー
真腔

真性大動脈瘤　　　仮性大動脈瘤　　　解離性大動脈瘤

図 12　瘤のタイプ

12）．部位は胸部と腹部に分かれます．サイズは，胸部では5.0〜5.5 cm 以上で，腹部では4.0〜4.5 cm 以上で手術を検討します．一方，サイズが胸部で5.0 cm 未満，腹部で4.0 cm 未満の場合は降圧療法を行い，経過を観察します．

　急性大動脈解離が慢性期に瘤化した状態を解離性大動脈瘤と呼びます．ただし，解離性病変が急激に進展または拡大するときは緊急手術が必要になります．解離性の急性期は，急性大動脈解離といいます．大動脈解離は，突然の胸背部痛が出現し，ときに意識を失い，生命に危機をもたらします．短時間で病態が進行するため，迅速な治療が必要です．

瘤の分類

　血管は，内膜，中膜，外膜の3つの層に分かれます．中膜は弾力性があり，血圧の抵抗などに対応している膜です．

　3層構造を維持しているものを真性動脈瘤と呼びます．仮性動脈瘤は，内膜・中膜から漏れた血液が，外壁または血管の周囲の器質化血栓により維持されているものです．これは外傷性や感染性の場合に多くみられます．解離性大動脈瘤は，内膜に亀裂が入り，そこに流入した血液が内膜を2層に分断したもので，痛みが伴います（図

12).

　特に解離性大動脈瘤において考えなければいけないことは分岐部とその影響です．大動脈には，弓部分枝，腹部内臓分枝など多くの分岐部がありますが，解離性大動脈瘤がそれらの分岐部にどのような影響を及ぼしているのかを把握することが大事です．解離によって割けた中膜が分岐部血管の周囲で広がってしまうと，悪影響を及ぼし，分枝の入り口の血管（真腔）を塞いでしまうことがあります．これによって灌流障害が起き，塞がれたところが進行すると血栓化し，臓器への血流が遮断されてしまいます．例えば，解離が上行大

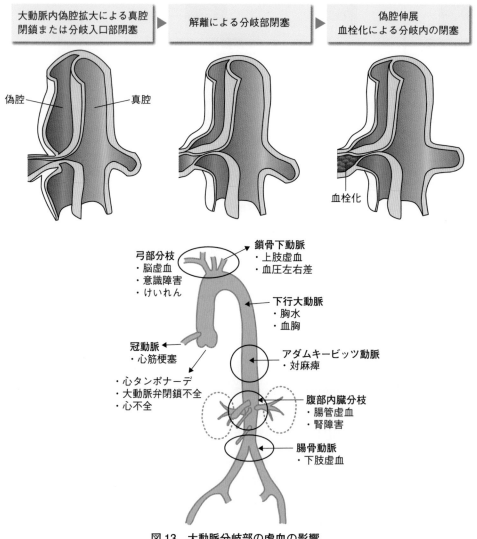

図13　大動脈分岐部の虚血の影響

動脈で起こり冠動脈に灌流障害が生じると狭心症状が出現します．また，大動脈弁に及ぶと大動脈弁逆流が起きます．これらは心不全につながります（**図13**）．

解離の分類

解離の分類には，Stanford（スタンフォード）分類とDeBakey（ドゥベーキー）分類があります（**表4**）．スタンフォード分類は解離の範囲による分類で，ドゥベーキー分類は偽腔の血流による分類です．

スタンフォードAは上行大動脈に解離があり，心臓のほうに裂けると，心タンポナーデや心筋梗塞，大動脈弁閉鎖不全のリスクが高くなり致命的になるため緊急手術が必要になります．スタンフォードBは，まずは血圧コントロールと疼痛コントロールをして血行動態が安定してから手術について検討するのが一般的です．

大動脈人工血管置換

大動脈瘤を切除をして人工血管と置き換える手術が大動脈人工血管置換術です．大動脈人工血管置換の手術は，基部，上部，弓部，

表4　大動脈解離の分類

解離範囲				
スタンフォード分類	A型		B型	
	上行大動脈に解離がある		上行大動脈に解離がない	
ドゥベーキー分類	Ⅰ型	Ⅱ型	Ⅲa型	Ⅲb型
	上行大動脈から腹部大動脈に及ぶもの	上行大動脈に限局するもの	胸部の下行大動脈に限局しているもの	下行大動脈から腹部大動脈まで及ぶもの

下部，胸腹部，腹部と分けて考えます．

　従来から行われている大動脈瘤の治療法は，瘤を体内から取り除くことを原則としています．大動脈人工血管置換術は長年行われている治療法なので，術後経過や合併症の予想がつきやすい手術です．人工心肺も使用する侵襲が強い手術ですが，手術によって瘤がなくなるので，瘤が残っていなければ，再手術が必要となることはほとんどありません．完全に治れば長期予後は良いです．

　大動脈瘤が破裂した場合の救命率は 10〜20% と非常に低くなっています．その場合，手術が成功しても予後が悪くなります．ですから，大動脈瘤が破裂する前に手術することが非常に重要になります．

大動脈基部の手術の種類

手術にはさまざまな種類があります（図 14）．大動脈基部再建術

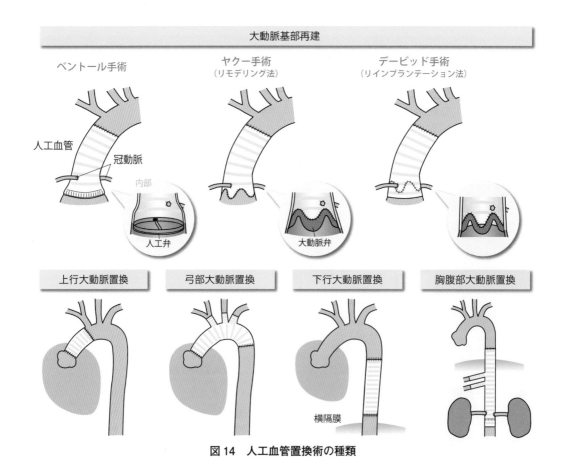

図 14　人工血管置換術の種類

にはベントール手術，ヤクー手術（リモデリング法），デービッド手術（リインプランテーション法）があります．これらの手術の大きな違いは，それぞれの部位を再建するときに大動脈弁を置換するか，自己弁を温存するかということです．ベントール手術は人工弁で置換する方法です．ヤクー手術とデービッド手術は自己弁を温存する手術です．

術後管理

①病　態

　手術は，人工心肺装置を用いて行われ，循環停止や低体温といった非生理的状態のもとに行われます．侵襲が強い手術になるので，術後の回復に時間を要します．

②術後循環管理

　大動脈人工血管置換術は，大血管を対象にした手術ですので，心機能に問題がない症例が多いです．

　手術中は低体温にするために低体温侵襲がありますから，血液凝固異常，電解質異常，不整脈に注意します．術後はすみやかな復温に努めます．体温は体表温ではなく，膀胱温や直腸温で測定します．

　また，低体温と併せて，交感神経緊張の血管収縮や体外循環の侵襲で血圧が上昇しやすくなります．術後，吻合部は脆弱な状態ですから，高血圧を起こしてしまうと人工血管の吻合部から出血することがあります．逆に低血圧になると人工血管内の血栓の形成のリスクを高めてしまうため，血圧管理は重要です．

　残存瘤や偽腔開存がある場合は降圧療法が必要になることもあります．ただし，術前に高血圧の患者は降圧療法によって尿量が維持できないことがあるため注意します．

　血圧の管理は大事ですから，医療チームでしっかり方針を共有しておきましょう．

③術後観察

　術前の瘤内血栓形成で凝固因子が減少しています．人工心肺（ヘパリン化），術中低体温による凝固能低下，大量出血による凝固能低下により，出血や心タンポナーデが起きることがあるので注意が

必要です．血圧管理によって出血を予防するため，覚醒によって血圧が上昇してこないか観察します．ドレーンの排液量，性状を注意して観察します．

合併症

動脈瘤や解離の部位によって起こりやすい合併症が異なります．

①大動脈起始部から上行大動脈置換

①狭心症状，術後心不全

基部からは冠動脈が出ているので，冠動脈も再建や総取り換えする場合があります．冠動脈の狭窄により狭心症状や術後心不全も考えられます．起始部の置換では，冠動脈の再建により狭窄を引き起こすことがあります．看護ケアは，症状，心電図，不整脈，心機能低下に注意しましょう．水分管理などを行い，心不全の予防を図ります．

②AR

大動脈にまで瘤や解離が及ぶ場合には，術前にARが出現することがあります．その際は，大動脈基部の再建を行うため，ARの残存を確認します．ARが残存してしまう例では，術後心不全に注意が必要です．

②胸部の大動脈置換

①術後出血

胸部の大動脈置換においても術後出血には注意が必要です．特に頭部に血液を流す弓部三分枝（腕頭動脈，左総頸動脈，左鎖骨下動脈）は人工血管置換も行うため，吻合部が多いので術後出血に注意します．

看護ケアとしては，血圧のコントロールやドレーン排液量の観察，心タンポナーデの早期発見を行います．

②脳血管障害

脳へ血液を送る動脈を置換する際は，手術では脳を保護する体外循環を行います．この体外循環には人工心肺装置を用います．逆行性脳灌流（RCP），選択的脳灌流（SCP）があります．

RCPは酸素化した血液を上大静脈から脳へ流す方法です．静脈

から脳へ血液を流すので，大動脈遮断がないため動脈硬化病変が脳へ飛びにくいというメリットがあります．また，人工心肺回路が単純で視野の妨げになりません．一方で，これは非生理的な方法ですから，低体温管理が必須で，血液凝固能の低下による出血が懸念されます．非生理的な静脈圧から脳浮腫のリスクがあるといわれます．

SCPでは大動脈弓部三分枝にカニューレを入れます．人工心肺回路が複雑です．弓部分枝に動脈硬化病変があると血管にカニューレを入れたときに血栓が脳に飛んでしまうことがあり，脳梗塞の危険性が高くなります．メリットは，生理的な方法ですから，体温管理が容易であり，出血管理もしやすいことです．

おさえよう！

看護ケアとしては，脳虚血や塞栓症による脳梗塞のリスクがあるので，覚醒遅延の有無や瞳孔確認，けいれんの有無の確認を行います．

③呼吸器合併症

呼吸器の合併症も考慮します．解剖学的見地から術操作によって，左反回神経麻痺を起こす可能性があります．

おさえよう！

左反回神経麻痺が起こったときは呼吸状態に注意しましょう．誤嚥や嚥下状態，抜管後の嗄声を確認します．

③下行大動脈置換・胸腹部大動脈全置換

下行大動脈から胸腹部にかけて置換するときの合併症です．

①脊髄麻痺

横隔膜の近傍にはアダムキュービッツ動脈という脊髄を栄養している動脈があります．再建の際に行う手術操作で脊髄へ血流が遮断されてしまうと虚血が生じ，下肢の麻痺が起こることがあります．

再灌流障害があれば，脊髄液ドレナージや平均血圧を高めに保つ投薬，貧血是正などの早期対応が必要です．

　看護ケアとしては，下肢虚脱や感覚障害，膀胱直腸反射など再灌流障害による脊髄麻痺（対麻痺）の症状の早期発見に努めます．再灌流障害の発生時期は中央値が約20時間で，27日後でも3％発生します．ICU退室後も注意してください．

②呼吸器合併症

　動脈瘤が肺の近くにあると，肺と癒着していることがあります．そうすると剥離する際に肺を損傷することがあります．

　下行大動脈瘤の場合，左肺を小さく虚脱をさせて手術するため，特に肺機能の低下や術後血痰，胸水貯留を認めることがあります．

　胸腹部大動脈瘤では左開胸に加えて横隔膜も切開するので，血胸にも注意します．

　看護ケアとしては，呼吸状態の観察（呼吸音や副雑音の有無，痰の性状・量，胸腔ドレーンの量，SpO_2）を念入りに行います．

ステントグラフト内挿術

　近年，大動脈瘤の手術として低侵襲のステントグラフト内挿術があります．

　胸部のステントグラフト内挿術（TEVAR）と腹部のステントグラフト内挿術（EVAR）があります．体内に動脈瘤は残りますが，ステントグラフトによって瘤への血液の侵入を防ぐことができます．

　メリットは，開胸もしくは開腹で行う人工血管置換術より侵襲が小さいので，高齢者や合併症が多い患者のように従来の手術が難しい場合でも選択することが可能であることです．

　デメリットは，動脈瘤の位置や周囲の血管性状によっては施術ができない場合があることです．また，比較的新しい手法であるため，長期的な成績がまだ不明です．

第3章

術後合併症の管理・看護

3-1 心臓血管外科手術を受ける患者とは

- 患者のほとんどは慢性心不全の急性増悪という認識をもつ
- 心機能の低下では収縮障害のみではなく，拡張障害にも気をつける

よかれと思い "患者の害になること" をしていないか？

医学の父といわれるヒポクラテスがこのようにいっています．

「私は能力と判断の限り，患者の利益になる養生法をとり，悪くて有害と知る方法を決してとらない」

看護師は「よいことを行う前に，害になることをやらない」という認識をもつことが大切です．患者のためによかれと思いケアしているはずなのに，実は "害になること" につながっているということはないでしょうか． "害になること" をやらないということは，どういうことなのかを考えながら術後合併症について考えていきましょう．

病みの軌跡と人生の軌跡

図1は，「急性・慢性心不全診療ガイドライン」で提示されています．下から2段目は「病みの軌跡」を表しており，縦軸は身体機能，横軸が時間的経過を示しています．心臓血管外科手術を受ける患者は，急性心不全のイメージが強いですが，急性・慢性心不全の病みの軌跡を歩んでいます．

手術を必要とする患者は，図1のステージC/Dであることが多いです．補助人工心臓の手術は，ステージDで施行されます．

慢性心不全の患者は，病みの軌跡上で急性増悪をきっかけに心臓血管手術を受けます．そのため，看護師は "慢性心不全の急性増悪

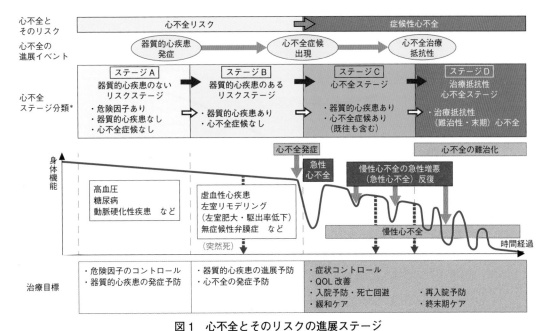

図1　心不全とそのリスクの進展ステージ

（厚生労働省　脳卒中，心臓病その他の循環器病に係る診療提供体制の在り方に関する検討会：脳卒中，心臓病その他の循環器病に係る診療提供体制の在り方について．2017，日本循環器学会：急性・慢性心不全診療ガイドライン（2017年改訂版）．http://www.j-circ.or.jp/guideline/pdf/JCS2017_tsutsui_h.pdf（2019年11月閲覧），＊Yancy CW, Jessup M, Bozkurt B, et al：2013 ACCF/AHA guideline for the management of heart failure: a report of the American College of Cardiology Foundation/American Heart Association Task Force on practice guidelines. Circulation 128（16）：e240-e327, 2013）

の患者をみている”という認識が大切です．そして，患者は病いのみでなく，手術の前後を境に過去から現在，そして未来に向かう長い人生や生活の軌跡も歩んでいることを忘れてはなりません．

　この病みの軌跡の行路ではさまざまな出来事が起こり，患者はその都度折り合いをつけながら，人生や生活を調整しながら生きています．看護師の生業は診療の補助と療養上の世話であるため，このような人生や生活の軌跡も大切にしながら患者と向き合う必要があります．

すべての患者は心不全・呼吸不全である

　心臓血管外科手術の術後管理で大事な認識は，術後のすべての患者は心不全・呼吸不全，あるいはその他の多臓器不全であるということです（**図2**）．

　せん妄は急性の脳機能不全です．脳機能不全，呼吸不全，心不全，腎不全となれば多臓器機能不全症候群（MODS）です．心臓血管外科手術後には，このMODSという病態が少なからず起こります．

　術後はさまざまな治療がなされるため，図2の青色の状態で推移

MODS
multiple organ dysfunction syndrome

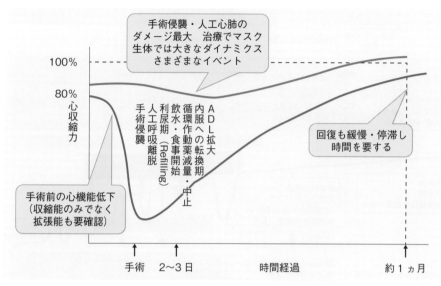

図2 術後1ヵ月のイベントおよび心収縮力の推移

しますが，もしも治療がなければ赤色の状態に陥ります．また横軸の時間的経過では，図中に示すようなさまざまなイベントを乗り越えなければなりません．いかに青色の状態で推移できるかは術後管理次第であり，回復の鍵となります．

　そのため，患者の現在地を的確にアセスメントし，赤色の状態に陥らないようなケアが看護師の腕のみせどころです．これは，看護師の重要な責務です．

収縮能と拡張能の低下

　収縮能は心係数（CI），左室駆出率（EF），左室内径短縮率（%FS）などで評価します．

　一方，慢性心不全では拡張能の低下も収縮能の低下と同等数が存在するといわれています．特に高齢者，女性，高血圧症は拡張能低下の危険因子であるため，収縮能が低下していないからといって油断は禁物です．なぜなら，拡張能低下の患者の予後は収縮能の低下と同じぐらい不良という研究結果もあるからです．

　また，僧帽弁や大動脈弁の閉鎖不全症では，末期状態に至るまで収縮能は落ちません．言い換えれば，収縮能が低下した閉鎖不全症の患者はかなり末期の状態であるといえます．これは，閉鎖不全症

●CI
cardiac index
●EF
ejection fraction
●% FS
% fractional short-ening

超急性期	急性期	亜急性・慢性期
出血・血胸 心不全・LOS 心タンポナーデ 周術期心筋梗塞 (Perioperative MI) 周術期心膜炎 不整脈 急性腎臓損傷 (AKI) アナフィラキシー ショック 緊張性気胸 無気肺 けいれん	利尿期にともなう 心不全 血管内脱水 (Central volume shift) 誤嚥性肺炎 胸水 疼痛 急性呼吸促迫症候群 (ARDS) 急性肺損傷 (ALI)(VALI) 脳梗塞・脳出血 半身麻痺 深部静脈血栓症(DVT) 全身性炎症反応 症候群(SIRS)	遅発性 心タンポナーデ 人工呼吸器関連肺炎 (VAP/VAE) 長期呼吸器装着 ADL拡大時の脳梗塞 残存瘤の破裂 せん妄 敗血症(sepsis) 手術部位感染(SSI) 縦隔洞炎 多臓器不全 症候群(MODS) 播種性血管内凝固/DIC ICU-AW(ICU筋神経症)

図3　病時期により起こりやすいさまざまな術後合併症

により弁の開閉に障害が生じるため，容量の負荷（前負荷）が心臓にかかるためです．検査結果で収縮能が低下していないからといって，決して収縮能が問題ないということではないため，データの解釈には注意が必要です．

さまざまな術後の合併症

　さまざまな術後の合併症は，病時期により起こりやすいものが異なります．そのため，あらかじめ予測したうえで観察すると，早期発見につながります（**図3**）．合併症が起こると回復が遅延したり，後退したりするため，予防や早期発見は重要な看護になります．

　人工呼吸器関連肺炎（VAP）は亜急性期・慢性期の合併症ですが，最近では包括的に人工呼吸器関連イベント（VAE）と呼ばれます．

●**VAP**
ventilator-associated pneumonia
●**VAE**
ventilator-associated events

術後早期回復方針

　ERASプロトコールは，欧州でエビデンスに基づき考案された術後回復力強化するプログラムです．わが国でも「手術の安全性を向上させつつ，患者満足をともなった術後回復促進対策のエッセンスは何かを検討し，これらに関する科学的根拠に基づいた情報を提供

●**ERAS**
enhansed recovery after surgery

する」ための ESSENSE というプロジェクトがあります（日本外科代謝栄養学会）.

　これらは消化器外科の分野で浸透していますが，心臓血管手術後においても有効な考え方です.

　ESSENSE には軸となる 4 つの指針があります. それは①生体侵襲反応を最小限にとどめる，②身体的活動性の早期自立のために ADL を速やかに上げていく，③栄養摂取の早期の自立，④手術前から手術後，退院してからの広い範囲を含めた周術期の不安軽減とモチベーションを上げることです. すでに実践していることかもしれませんが，根拠を明確にして意図的に実践することで，さらなる患者の回復力の強化につながります.

●ESSENSE
essential strategy
for early normaliza-
tion after surgery
with patient's excel-
lent satisfaction

3-2 循環管理

● 心機能を左右する 4 つの因子の変動を常に観察する
● クリニカルシナリオ（CS）を活用し，主病態（低灌流，肺水腫，体液貯留）を把握する

循環管理の実際

心機能を左右する 4 つの因子

　循環管理でもっとも重要なことは，心拍出量（CO）の維持です．それを維持するために 4 つの因子，すなわち心拍数，心収縮，前負荷，後負荷が変動して均衡状態を保持します（**図 4**）．各因子を保つための治療方針は，図中に示します．

　図中の矢印は，心拍出量を下げる因子の矢印は下向き，上げる因子の矢印は上向きで表しています．ただし，何事も過ぎれば心負荷

CO
cardiac output

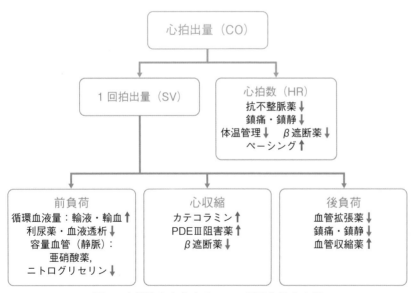

図 4　心機能を左右する 4 つの因子と治療方針

になるため，注意は必要です．

●前負荷と後負荷

　心室が拡大して収縮を始めようとするとき（心室拡張終期），収縮する直前に心室にかかる負荷を前負荷といいます．一方，後負荷とは心室が収縮をしているときに心室にかかる負荷のことです．

　前負荷と後負荷の管理は難しく，過剰過ぎても，不足し過ぎてもよくありません．基本的に心機能に問題がない患者の血圧が低下した場合，最初に治療選択される因子は前負荷です．例えば，脱水や出血多量で血圧が低下している患者には，まず輸液や輸血を試みます．輸液や輸血は，4つの因子の前負荷に該当します．**図5**はフランク-スターリング曲線を示します．横軸が前負荷（輸液），縦軸が心拍出量で，前負荷が増すと心拍出量も増すという図です．臨床では患者の曲線をイメージしながら，輸液管理の目安にしましょう．

　それぞれの曲線について説明します．健常心（A）では輸液前負荷が増し，心拍出量が増加します．ところが，不全心（B）では輸液では前負荷に見合った心拍出量の増加が得られず，健常心よりも曲線は下方にシフトし健常心と比べると低い山なりとなります．これを見逃すと前負荷は過負荷となり，心拍出量は低下し，肺毛細血管圧の上昇や肺うっ血をきたします（C）．また，感染性ショック初期などの高心拍出量状態になると，曲線は上方にシフトします（D）．

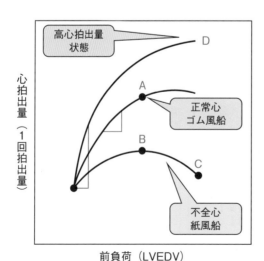

図5　フランク-スターリング曲線に基づく心拍出量と前負荷（輸液）の関連

Dのように曲線は上がれば上がるほどよいのかというと，そうではありません．上がり過ぎた状態を高心拍出量状態（hyperdynamic state）といいます．これは敗血症の直前の warm shock の危険な状態です．血圧は問題なく末梢も温かいため，一見安心してしまいますが，曲線はこの後急激に下降するのです．輸液反応性も A，B，Dでは大きくなります（赤線）．また，正常心 A のある曲線上においても反応は大きく異なります（青線）．

心臓血管外科の術後で問題になるのは，図5の B や C の曲線を描く患者です．B や C のイメージは，紙風船のような硬い，収縮能が低下している心臓です．正常心は A です．B や C の不全心では前負荷のみで対応すると曲線が低下してしまいます．そこで，前負荷以外の残りの3つの因子を調整し，心拍出量の保持を図ります．収縮力を助けるようなカテコラミン，後負荷を取り除くような血管拡張薬，副交感神経優位に交感神経の緊張を抑えるような鎮痛や鎮静など，いろいろな治療を組み合わせていきます（図4）．

●サードスペース（非機能的細胞外液）とリフィリング（利尿期）

手術侵襲による血管透過性の亢進を判断する場合，サードスペース（非機能的細胞外液）やリフィリング（利尿期）についての理解がとても大事になります（図6）．

①正常時の吹き出しを参照ください．細胞内液と細胞外液から漏れた，機能しない細胞外液をサードスペース（非機能的細胞外液）と呼びます．正常なときは，細胞内液と細胞外液の割合は約2：1になります．細胞外液は主に細胞間質液（ISF）と血漿（PV）から成り，その割合は約3：1です．血管内に存在するのは血漿です．

正常時なとき，細胞間質液と血漿の割合は3：1ですが，②侵襲時は血管透過性が亢進するため，細胞間質液と血漿がサードスペース（非機能的細胞外液）に逃げます．同時に，水分やたんぱく質も漏出します．輸液は血管内に入り血漿になりますが，すぐにサードスペース（非機能的細胞外液）に逃げてしまい，浮腫となり観察されます．

サイトカインの影響による血管透過性の亢進に程度には個人差があります．その程度は，浮腫や動脈圧波形の血管内脱水の所見で観察します．③輸液負荷時はアルブミンなどの人工膠質液を投与し，

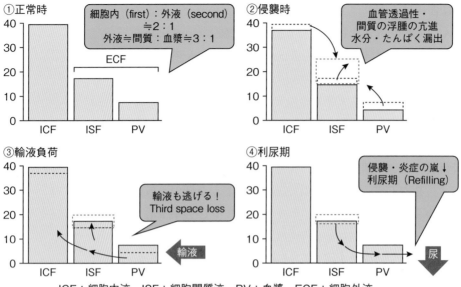

①正常時

細胞内（first）：外液（second）
≒2：1
外液≒間質：血漿≒3：1

②侵襲時

血管透過性・
間質の浮腫の亢進
水分・たんぱく漏出

③輸液負荷

輸液も逃げる！
Third space loss

輸液

④利尿期

侵襲・炎症の嵐↓
利尿期（Refilling）

尿

ICF：細胞内液，ISF：細胞間質液，PV：血漿，ECF：細胞外液

図6　手術侵襲による血管透過性の亢進

(Giesecke AH, Egber LD：Perioperative fluid therapy-Crystallids. In：Miller RD. Anesthesia, 2nd. Churchill Livingstone, pp1313-1328, 1986 を改変して引用)

サードスペース（非機能的細胞外液）から血管内に引き込もうと試みます．しかし，この時期もまだ輸液の効果は期待できない状態です．

②の生体侵襲の嵐が過ぎ去ると，再び血管内（つまりは血漿）が満ちる④リフィリング期（利尿期）に入ります．血管内に戻った余分な水分は，尿として体外に排出されます．生体侵襲でむくみが著明な患者が，時間的な経過でむくみが減りますが，③輸液負荷から④利尿期への移行期と考えられます．

細胞内液，細胞間質液，血漿の①正常時の割合を知ると輸液の理解が進みます．例えば，糖液（維持液）1,000 cc を入れると，血管内（血漿）に留まる輸液は約83 cc という計算になります．術後管理では IN と OUT の量からバランスを計算しますが，必ずしも血管内（血漿）のバランスを反映していないことがわかります．

主な輸液製剤は3つに分類されます（**図7**）．糖液（低張電解質液），細胞外液補充液，人工膠質液です．侵襲時はアルブミン製剤に代表される人工膠質液を投与し，なるべく血漿以外に水分が漏出しない治療がなされます．しかしながら，侵襲時は血管透過性が亢進するため，たとえ膠質液であっても間質液への移行が生じます．そのような前提で輸液管理をすることが重要です．

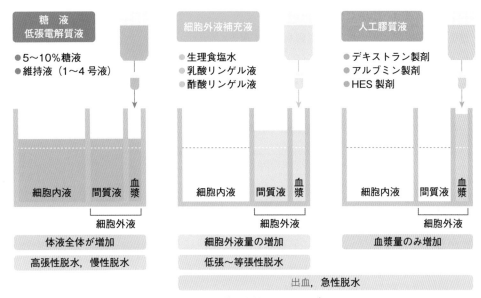

図7 主な輸液製剤のイメージ

（田中沙織，田中利隆，三橋直樹：危機的出血への対応ガイドラインと看護．BIRTH 1 (6)：24, 2012 より引用）

コラム **サードスペース（非機能的細胞外液）って何⁉**

　成人における体重の 60% は水分ですが，正常時の内訳は 40% が細胞内液（ファーストスペース），20% が機能的・解剖学的な細胞外液（セカンドスペース）といわれます．後者は，さらに 15% の間質液と 5% の血漿に分かれます．また，生体侵襲時に問題となるサードスペース（非機能的細胞外液）とは，循環血液量の維持に関与しない細胞外間隙を意味します（例えば，胸水，腹水，浮腫水など）．以前は，サードスペース（機能的・解剖学的な細胞間質スペースとは異なる水分貯留スペース）が存在し，そこに水分移動が起こると考えられていました．しかし，実際は機能的細胞外間隙に水分が貯留し，"非機能的細胞外液"となり，侵襲が落ち着くとリンパ系を介して血管に戻ってきます．今でもサードスペースという用語は，侵襲時の細胞間質液貯留を説明するのに便利であるため，臨床ではしばしば用いられています．

表1　CVP に影響を及ぼす因子

部位	CVP に影響を及ぼす因子
血管内	循環血液量
血管外	胸腔・腹腔内圧，胸水・血胸，心タンポナーデ
上流（末梢側）	組織毛細管圧，末梢静脈トーヌス
下流（中枢側）	心ポンプ機能・肺血管抵抗・心膜腔圧，機械的閉塞（肺梗塞）

●中心静脈圧（CVP）

　ICU では，右房圧（RAP）を輸液管理（前負荷）の指標にしています．しかし，中心静脈圧（CVP）や右房圧（RAP）に影響を及ぼす因子は多数存在するため，必ずしも鋭敏な指標にならないということも念頭に置く必要があります（**表1**）．

　右心系に対する後負荷は肺血管の抵抗（肺動脈圧）になります．一方，左心系の後負荷は大動脈の抵抗（大動脈圧）です．右心と左心の間には肺が存在するため，右心系に対する後負荷は肺血管の抵抗になるわけです．すなわち，前負荷は CVP に影響を及ぼす因子の 1 つに過ぎないということです．

　例えば，陽圧呼吸である人工呼吸を装着すると，肺血管抵抗は上がり，結果的に CVP は上昇します．また，人工心肺によりサイトカインやカテコラミン，NO（一酸化窒素）が放出されるため，人工心肺時間が長いほど肺血管抵抗が非常に上昇します．心臓血管手術後の患者は手術侵襲の肺血管抵抗への影響で，CVP が上昇することを認識することが重要です．

　臨床では CVP が高いとき，しばしばアルブミン製剤など人工膠質液を投与し，終了後に利尿剤を投与することがあります．しかし反応はほとんどないか，せいぜい 30 分程度見られる程度で利尿は続きません．それは，利尿剤に反応するだけの血漿がないためで，これを血管内脱水と呼びます．

　前負荷が過剰ではない患者に利尿薬を投与すると，ときに血圧は下がり，末梢冷感や発汗が出現します．CVP はさまざまな因子の影響を受けるため，前負荷（輸液反応性）の指標の 1 つに過ぎません．そのため，CVP イコール前負荷のみの指標とはせず，肺血管や肺のコンディションなども併せてみていくことが大切です．

●RAP
right atrial pressure
●CVP
central venous pressure
●RVP
right ventricular pressure

クリニカルシナリオ（CS）とは？

　クリニカルシナリオ（CS）とは，慢性心不全の急性増悪を含む急性心不全の患者の初期治療を階層化して示したものです．

　病院到着前から初診時の収縮期血圧を指標として，病態を CS1 から CS5 の 5 つに分類しています（**表2**）．はじめに，特殊な病態である CS4 の急性冠症候群と CS5 の右心不全（RHF）を鑑別し，CS1～3 は収縮期血圧を目安にして，来院時からの治療をパッケージで行います．

　CS は，術後の心不全にもある程度活用することが可能です．NPPV の適応や左室後負荷不適合の状態は，CS1 の病態です．

　例えば，肺うっ血や肺水腫，左心不全の病態をイメージすると，

●CS
clinical scenario
●RHF
right-sided heart
failure

表2　クリニカルシナリオ

CS1	CS2	CS3	CS4	CS5
収縮期血圧 ＞140 mmHg	収縮期血圧 100～140 mmHg	収縮期血圧 ＜100 mmHg	急性冠症候群（ACS）	右心不全（RHF）
発症は急激	発症は緩徐	発症は急激/緩徐		発症は急激/緩徐
・主病態はびまん性肺水腫 ・急性の充満圧上昇 ・左室駆出率は保持 ・血管性病変（vascular failure）	・主病態は体重増加を伴う全身性浮腫（volume overload） ・臓器障害（腎障害，肝障害，貧血，低アルブミン血症）	・主病態は低灌流（cardiac failure） ・充満圧上昇 ・左室駆出率は低下	・急性心不全症状および徴候 ・急性冠症候群の診断	・右室機能不全 ・全身性の静脈うっ血所見
・全身性浮腫は軽度 ・体液量は正常/低下している場合もある	・肺水腫は軽度 ・慢性の充満圧（静水圧，肺動脈圧）の上昇	・全身性浮腫/肺水腫は軽度 ・心原性ショック/低灌流は認める/認めない 2 つの病態	・トロポニンT単独の上昇のみで CS4 に分類しない	・肺水腫はない
・NPPV および硝酸薬（血管拡張薬） ・容量負荷がある場合，利尿薬を使用することもある	・NPPV および硝酸薬（血管拡張薬） ・慢性の全身性体液貯留がある場合は，利尿薬を使用する	・体液貯留所見がなければ容量負荷 ・次に強心薬 ・改善しなければ肺動脈カテーテル ・収縮期血圧＜100 mmHg および低灌流の持続で血管収縮薬（昇圧薬）	・NPPV および硝酸薬（血管拡張薬） ・心臓カテーテル検査 ・ACS ガイドラインに準じた治療（アスピリン/ヘパリンの投与，再灌流療法） ・大動脈内バルーンパンピング（IABP）	・容量負荷は避ける ・収縮期血圧＞90 mmHg で慢性の全身性体液貯留を認める場合は利尿薬 ・収縮期血圧＜90 mmHg の場合は強心薬 ・収縮期血圧＞100 mmHg に改善しない場合は血管収縮薬（昇圧薬）

（Mebazaa A, Gheorghiade M, Piña IL, et al：Practical recommendations for prehospital and early in-hospital management of patients presenting with acute heart failure syndromes. Crit Care Med 36（1 Suppl）：S129-139, 2008 より引用）

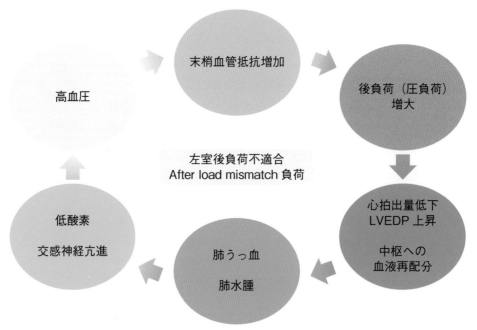

図8　左室後負荷不適合の悪循環
（小泉雅子：循環管理のアプローチ．"ICUディジーズ" 道又元裕，改訂第2版．学研メディカル秀潤社，p230，2015より引用）

　はじめに低酸素のために交感神経が優位になります．それにより後負荷（末梢血管抵抗）が増大して高血圧となります．さらに後負荷が増大すると，心拍出量の低下により心臓の内圧が上がります．その結果，肺うっ血が生じるという悪循環が起こります（図8）．

　この悪循環を断ち切るためには，血管拡張薬を第一選択薬にして末梢血管抵抗を下げます．それにより，後負荷（圧負荷）の軽減や中枢への血管再配分の是正を図ります．

低心拍出量症候群（LOS）は循環不全の原因

　臨床で低心拍出量症候群（LOS）といわれる患者の中には，実際は平均肺動脈楔入圧が上昇していない，循環血液量減少に起因するLOSではない患者も含まれています（表3）．LOSは平均肺動脈楔入圧が上昇しており，すべての術式で循環不全の原因となります．

　フォレスター分類で，LOSの患者はどのsubsetにいるのかというと，Ⅳです（図9）．心係数が2.2より低く，かつ肺動脈楔入圧が18 mmHgより上昇している患者です．

　血管内脱水や出血など循環血液量の減少があるsubset Ⅲにいる

●LOS
low cardiac output syndrome

表 3　低心拍出量症候群（LOS）

	心拍数/分	収縮期血圧mmHg	心係数	平均肺動脈楔入圧	Killip分類	Forrester分類	利尿	末梢循環不全	脳など重要臓器の血流低下
①急性非代償性心不全	上昇/低下	低下,正常/上昇	低下,正常/上昇	軽度上昇	II	II	あり/低下	あり/なし	なし
②高血圧性急性心不全	通常は上昇	上昇	上昇/低下	上昇	II-IV	II-III	あり/低下	あり/なし	あり 中枢神経症状を伴う*
③急性肺水腫	上昇	低下,正常/上昇	低下	上昇	III	II/IV	あり	あり/なし	なし/あり
④心原性ショック ④-(1)低心拍出量症候群	上昇	低下,正常	低下	上昇	III-IV	III-IV	低下	あり	あり
④-(2)重症心原性ショック	>90	<90	低下	上昇	IV	IV	乏尿	著明	あり
⑤高拍出性心不全	上昇	上昇/低下	上昇	上昇あり/上昇なし	II	I-II	あり	なし	なし
⑥急性右心不全	低下が多い	低下	低下	低下	I	I,III	あり/低下	あり/なし	あり/なし

平均肺動脈楔入圧：上昇は 18 mmHg 以上を目安とする．　＊：高血圧性緊急症がある場合に認められる．
(Nieminen MS, et al：Executive summary of the guidelines on the diagnosis and treatment of acute heart failure：the Task Force on Acute Heart Failure of the European Society of Cardiology. Eur Heart J 26：384-416, 2005)

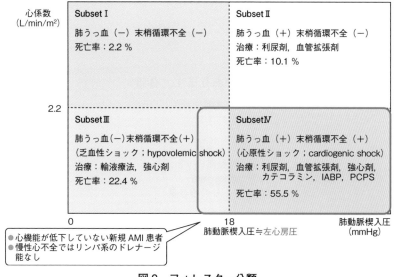

図 9　フォレスター分類

患者は，厳密には LOS ではありません．血圧が低くて末梢がしっとり発汗しているというだけでは，LOS とはいえません．subset III と subset IV の違いは，心内圧が正常か，上昇しているかです．循環血液量の減少の場合，心内圧は上がっていません．また，臨床では収縮期血圧の低下を嫌いますが，収縮期血圧が下がる病態の患者は全体の 1～8％ に過ぎず，40～60％ は高血圧です．苦しいため

交感神経優位となり，高血圧であることが多いため，「血圧が下がっていないから大丈夫だろう」という認識は危険です．

心不全治療ではまず主病態を把握する

CS では，心不全の病態は慢性・急性心不全，内科・外科にかかわりなく，低灌流，肺水腫，体液貯留の3つに大別されます（図10）．

低灌流の治療法には，強心薬・昇圧薬の使用，補助循環（IABP, IMPELLA, PCPS），補助人工心臓（VAD）があります．肺水腫の治療法には，酸素療法，起座呼吸，非侵襲的陽圧換気（NPPV），血管拡張薬があります．体液貯留の治療法には，利用薬，カルペリチド（h-ANP），体外限外濾過法（ECUM），持続緩徐式血液濾過法（CHDF）があります．患者の病態を把握したうえで，各治療法を組み合わせてます．最近では，2つ以上の病態をカバーする治療薬も活用されています．

●循環作動薬のγ（ガンマ）計算

薬を使うときに循環作動薬のγ（ガンマ）計算があります．体重あたりの投与量を求める式です．

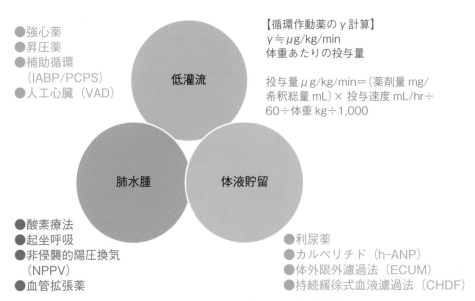

図10　心不全での主病態および治療方針

$\gamma \fallingdotseq \mu g/kg/min$

具体的な計算式：
投与量 μg/kg/min＝（薬剤量 mg/希釈総量 mL）×投与速度 mL/時
÷ 60 ÷ 体重 kg ÷ 1000

　これは，絶対値である心拍出量（CO）を体表面積も考慮した相対値である心係数（CI）と同じです．心拍出量（CO）は体格により異なるため，一概に低下しているか否かは判断できません．γ（ガンマ）計算は体重あたりの投与量を計算します．この式は，カテコラミンのほか，さまざまな鎮静薬にも利用することができます．ただし，薬剤の効果には個人差があることに注意が必要です．画一的な投与量ではなく，臨床徴候を丁寧に観察しながら個々に応じて決定することが求められます．

　例えば，重度の循環不全で昇圧剤を使用している患者の場合，末梢は昇圧剤の血管収縮作用により冷感が現れます．しかし，昇圧薬を適量使用しているにもかかわらず，しばしば末梢冷感が乏しいことがあります．その場合，敗血症などの感染を伴う warm shock と判断できます．カテコラミン，昇圧剤を 10 γ，20 γ 投与しても，末梢冷感が乏しい患者がいますが，このような場合，やはり体重あたりの投与量を知っていると「思いのほか効果が出ていない」「体の中で別なことが起こっているのではないか」ということに気づくことができます．知識として理解する必要があるでしょう．

CO
cardiac output
CI
cardiac index

3-3 呼吸管理

POINT

● 呼吸パターンの視診から換気障害（拘束性・閉塞性）とその病態を予測する
● 呼吸不全の４つの病態（肺胞低換気，拡散障害，換気-血流比不均衡，シャント）をアセスメントし，アプローチする

人工呼吸管理指針

人工呼吸管理指針における ABCDE バンドルの A は「１日１回の鎮静の中断」，B は「自発呼吸トライアル」，C は「鎮静薬・鎮痛薬の選択」，D は「せん妄（急性脳機能不全）の観察・管理」，E は「早期離床・ADL 拡大のためのリハビリテーション導入」です（**表4**）．現在は，ABCDE の次に family（家族）の F が加わり，人工呼吸管理には家族の参画も求められています．家族は患者のキー

表4　人工呼吸管理指針

Awakening…	１日１回の鎮静中断（DIS；Dairy interruption of sedation）vs 無鎮静 自発覚醒トライアル（SAT）導入による人工呼吸器気管短縮，合併症発生率低下
Breathing Coordination of dairy sedation & ventilator removal trial	自発呼吸トライアル（SBT） 人工呼吸器離脱に関する３学会合同プロトコル（2015）
Choice of sedative or analgesic exposure	鎮静剤・鎮痛薬の選択 （A+B のコーディネーション） 薬剤の進化，看護の変化，鎮痛重視
Delirium monitoring & management	せん妄（急性脳機能不全）の観察・管理 中枢神経機能評価の質向上，系統立てたアプローチ（予測，予防，早期発見）
Early mobility & Exercise	早期離床・ADL 拡大/リハビリテーションの導入 廃用症候群/ICU 滞在中に生じる全身衰弱（ICU-AW；Acquired Weakness）

（Pandharipande P, et al：Liberation and animation for ventilated ICU patients：the ABCDE bundle for the back-end of critical care. Crit Care 14（3）：157, 2010 を改変）

パーソンであると同時に，看護の対象者です．さらに，医療者にとっての家族はリソースパーソンという存在でもあるのです．

急性呼吸促迫症候群（ARDS）

　術後に心臓の悪い患者ではしばしば ARDS を併発します．サイトカインにより全身性炎症反応症候群（SIRS）に陥った場合，最もダメージを受けやすい臓器は肺です．もちろん，他の臓器も同様にダメージを受けますが，肺は酸素化の機能を有するために血流が多い臓器であるため，特にダメージを受けやすいのです．また，肺はサイトカインなどによるダメージも受けやすいという性質ももっています．

　ARDS はこれまでは「ARDS」としか診断されませんでしたが，現在の診断は階層化されています．これが 2012 年に出されたARDS の Berlin 診断基準です（**表5**）．この診断基準では，酸素化のレベルにより，軽度 ARDS，中等度 ARDS，重度 ARDS の3つに階層化され，階層ごとに治療戦略を示してます．例えば，軽度であれば NPPV，中等度以上であれば，高度な人工呼吸や侵襲的な呼吸器を用いた管理が必要という具合です．

　ICU などの看護師は，この診断基準を理解しておくと実際のケアで役立ちます．目の前にいる患者の呼吸不全のレベルがわかると，おのずと必要となる治療のイメージが湧くようになります．

　表6は，2015 年に発表された人工呼吸器離脱に関する 3 学会合同プロトコールです．これは人工呼吸器離脱の標準基準を明確化し，医療チームで協力して患者の社会復帰を目指すためのものです．

●ARDS
acute respiratory distress syndrome
●SIRS
systemic inflammatory response syndrome

表5　ARDS の Berlin 診断基準

	軽度 ARDS	中等度 ARDS	重度 ARDS
経過	既知の危険因子の侵襲もしくは呼吸症状の増悪または新たな出現から 1 週間以内		
酸素化	PaO_2/FiO_2：201-300 mmHg with PEEP/CRAP$\geqq$5 cmH$_2$O	PaO_2/FiO_2：101-200 mmHg with PEEP$\geqq$5 cmH$_2$O	PaO_2/FiO_2：$\leqq$100 mmHg with PEEP$\geqq$10 cmH$_2$O
肺水腫	心不全や輸血過多で説明がつかない呼吸不全 危険因子が判然としない場合は客観的評価（心エコーなど）によって静水圧性肺水腫の否定が必要		
胸部 X 線	両側肺浸潤影：胸水，無気肺，結節などで説明がつかないもの		

（ARDS Definition Task Force：Acute respiratory distress syndrome：the Berlin Definition. JAMA 307（23）：2526-2533, 2012 より引用）

表6　人工呼吸器離脱に関するプロトコールの目的および概要

◆各施設独自のプロトコール作成の支援
◆医療チームの協働促進，早期離脱推進の手順書
　　→チームの共通言語
◆自発覚醒トライアル（Spontaneous Awakening Trial：SAT）
　鎮静薬中止・減量で自発的に覚醒が得られるか評価
◆自発呼吸トライアル（Spontaneous Breathing Trial：SBT）
　人工呼吸による補助がない状態に耐えられるか確認
　CPAP or T ピースに変更後 30-2 時間観察
◆呼吸促迫徴候（呼吸補助筋の過剰使用，シーソー呼吸，2 段吸気），上気
　道閉塞パターン（Tracheal tug/Stridor）.
◆人工呼吸器関連肺炎（VAP）→人工呼吸器関連イベント（VAE）

（日本集中治療医学会，日本呼吸療法医学会，日本クリティカルケア看護学会：人工呼吸器離脱に関する
3 学会合同プロトコル．2015）

　手術室・ICU 看護師，病棟看護師も自分たちのかかわっている時点のみではなく，その後の自分たちがかかわることのない社会復帰や在宅に戻る患者を考えながら，先々を見据えたケアを展開するという発想に変わってきています．人工呼吸離脱に関するプロトコールは，各施設に合うようにアレンジしながら適用することが重要です．各施設でケアに取り組むとき，このプロトコールをチーム医療における共通言語として活用することが推奨されています．

フィジカルアセスメントの重要性

　人工呼吸器の有無にかかわらず，どの段階においても表6の呼吸促迫徴候や循環のフィジカル所見は注意してみていきましょう．特に危険な徴候を見逃して再挿管や循環不全に陥ると，死亡率が上昇してしまいます．

　なぜ，フィジカルアセスメントは重要なのでしょうか（表7）．医療のゴールは，相対的な健康状態の回復・維持による QOL の追求です．そのためには，身体の健康が優先されます．また，バイタルサインや客観的指標が変化する場合は，すでに代償機能が低下し，身体の予備力が枯渇状態であることを示しています．すなわち，恒常性（ホメオスターシス）の破綻を意味します．不均衡な状態から均衡な状態となるために，身体は必ず代償機能を働かせます．そして，代償機能による変化は最初にフィジカル所見として現れます．その初期の変化が察知できれば，異常の早期発見につながります．

　フィジカルアセスメントの結果は，適正に記録されないといけま

表7　なぜ，フィジカルアセスメントが重要なのか

・医療のゴール
　→相対的健康状態を回復・維持すること（身体は優先）
・バイタルサインズ・客観的指標に変化
　→すでに予備力の枯渇状態≒恒常性の破綻
・客観的指標（例：血液ガス・SpO_2）に依存
　→反映（変化が出現）するまでに時間差
・異常に対して早期に変化が現れる≒代償
　→軽症段階での対応が可能（早期発見）
・適正な評価（記録）がなされない
　→医療事故が発生する危険性が高まる
　チーム医療における情報の共有不足
・いつでも，どこでも，低侵襲で，何度でも繰り返し，経時的に
　→信頼関係・快適ケア（医療の根幹）

せん．そうでないと，チーム医療における情報の共有不足から，医療事故が発生する危険性が高まります．

また，血液ガス分析結果やSpO_2などの客観的指標も大切ですが，これらを過信すると偏ったケアにつながる危険性があります．なぜなら，身体が代償的に反応してから客観的指標に変化が生じるには，時間差があるためです．

フィジカルアセスメントは「いつでも，どこでも，低侵襲で，何度でも繰り返し，継時的」に実践することができます．丁寧に診て聴いて感じて触れる行為は，患者との信頼関係の構築や快適で安心するケアにつながります．目の前にいる人をしっかり診ることは医療の根幹であり，どんな時も大切にしたい姿勢です．

換気障害の病態を見極める

胸部のフィジカルイグザミネーションの順番は，視診，触診，打診，聴診ですが，聴診から開始する様子がしばしば見られます．看護記録上も，聴診結果と比べて視診や触診，打診の結果は乏しい印象を受けます．

呼吸の視診では，換気障害の分類（図 11）を想像しながら，呼吸パターンを観察します．呼吸パターンは，吸気—ポーズ—呼気—休止の4相から成り立ちます．決して「吸気」と「呼気」の2相ではなく，「ポーズ」と「休止」もあります．4相がすべてあるか，吸気がつらいのか（吸気努力がある拘束性），呼気がつらいのか（呼

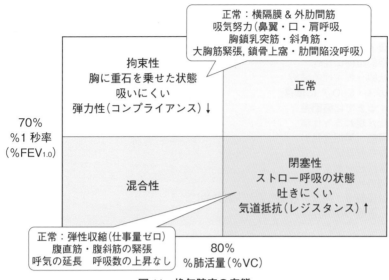

図11　換気障害の病態

気努力がある閉塞性），両方がつらいのか（混合性）を観察します．
このように視診することで，見えない病態をある程度予測すること
が可能です．

●拘束性換気障害

　図11の，横軸は％肺活量（％VC），縦軸は％1秒率（％FEV$_{1.0}$）
を示しています．％肺活量が80％以下では，息が吸いにくい拘束
性の換気障害の可能性があります．

　この場合，肺胞や胸郭の弾力性（コンプライアンス）が低下して
いるため，患者には吸気努力が認められます．正常時の吸気筋群は
横隔膜と外肋間筋ですが，補助吸気筋である胸鎖乳突筋や斜角筋，
大胸筋を過剰に緊張させ，口呼吸や肩呼吸，鼻翼呼吸，鎖骨上窩や
肋間の陥没呼吸を呈します．

　例えば，心臓血管外科手術後に全身のむくみや胸水が著明だった
り，肺が硬くなった肺線維症などが原因になります．

●閉塞性換気障害

　一方，％1秒率が70％以下では，息が吐きにくい閉塞性の換気
障害と判定されます．その場合，気管や気管支が狭窄することで気
道抵抗（レジスタンス）が増大するため，呼気努力が認められます．

　正常時の呼気は弾性収縮により，仕事量はゼロに等しいのですが，

表8　トラキアルタグ
◆「気管，引っ張られる」の意味
◆喉頭部（輪状軟骨）→吸気時に下方へ牽引
◆上気道閉塞の危険な呼吸パターン
◆肺水腫合併の重症心不全

呼気努力では補助吸気筋である腹直筋や腹斜筋の緊張により「呼気の延長」が確認されます．その場合，腹部も丁寧に診ることが大切です．

閉塞性換気障害の代表的な疾患は，慢性閉塞性肺疾患（COPD）や気管支喘息，そして最も注意が必要なのは上気道閉塞（痰詰まりなど）です．「呼吸が苦しい人は呼吸回数が増える」という認識があると思いますが，閉塞性換気障害の場合は例外があります．前述した通り，閉塞性換気障害では気道抵抗（レジスタンス）が増大するため，頻呼吸・過呼吸になると余計にそれが助長されてしまいます．

そのため，閉塞性換気障害の患者は徐呼吸・減呼吸となり，気道抵抗（レジスタンス）や呼吸仕事量が増えないように代償するのです．呼吸数の増加がなくても，呼気の延長が認められれば，何らかの原因で閉塞性の換気障害が生じているとアセスメントすることが重要です．

見逃してはいけない危険な徴候

●トラキアル・タグ（表8）

上気道閉塞の危険な呼吸パターンで，喉頭部が吸気・呼気でそれぞれ下方・上方に偏位する動きが確認されます．肺水腫を合併するような重症心不全や，重篤な混合性の換気障害・酸素化障害の危険性があります．このような徴候を認めたら，直ちに医療チームで情報共有し，原因検索や対応を急ぐ必要があります．

●二段呼吸

重症呼吸不全の危険なサインに二段呼吸（吸気，あるいは呼気）があります．正常では1回で息を吸って，1回で息を吐きます．しかし，拘束性で息が吸いにくい場合は1回で吸い切れないため，2

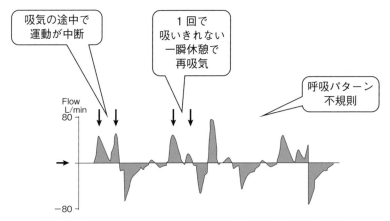

図12　二段吸気は重症呼吸不全の危険なサイン（フロー波形）

回以上に小分けして吸います（二段吸気）（図12）.

　一方，閉塞性で息が吐きにくい場合は1回で吐き切れないため，2回以上に小分けして吐きます（二段呼気）. いずれも重症呼吸不全が破綻する寸前の危険な徴候のため，医師に報告して迅速な対応や急変時の備えが必要です.

呼吸不全の病態を探る

● I型，II型の呼吸不全分類

　I型，II型の呼吸不全分類では，動脈血の酸素分圧と二酸化炭素分圧の値により，いずれかに分類します（図13）. I型は酸素分圧が低下する酸素化不全で，その病態には拡散障害，換気−血流比不均衡，シャントがあります. 一方，II型は二酸化炭素分圧が上昇する換気不全であり，主病態は肺胞低換気です.

　心臓血管外科手術後の管理や看護するうえでは，これらの病態を頭の中に入れておくことが大切です.

● 呼吸不全の4つの病態分類
① 肺胞低換気

　十分に酸素が入ってこない状態ですが，肺胞や肺毛細血管の血流は正常です. 対症療法は換気量を増やし，呼吸を補助します. 同時に，上気道閉塞などの原疾患に対する治療が必要です.

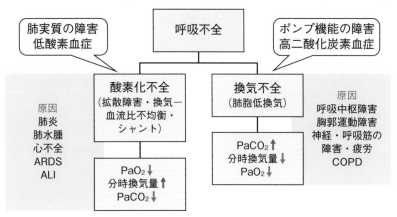

Ⅰ型：$PaO_2 \leqq 60\,mmHg$, $PaCO_2 < 45\,mmHg$　　Ⅱ型：$PaCO_2 \geqq 45\,mmHg$

呼吸不全

肺実質の障害
低酸素血症

酸素化不全
（拡散障害・換気ー
血流比不均衡・
シャント）

原因
肺炎
肺水腫
心不全
ARDS
ALI

$PaO_2\downarrow$
分時換気量$\uparrow$
$PaCO_2\downarrow$

ポンプ機能の障害
高二酸化炭素血症

換気不全
（肺胞低換気）

原因
呼吸中枢障害
胸郭運動障害
神経・呼吸筋の
障害・疲労
COPD

$PaCO_2\uparrow$
分時換気量$\downarrow$
$PaO_2\downarrow$

図13　Ⅰ型・Ⅱ型呼吸不全では CO_2 が溜まっていなくても油断禁物！

②拡散障害

　十分な酸素も血流もありますが，ガス交換に重要な間質に過剰な水分や炎症が存在することで，酸素化が障害されている状態です．代表的な原因は，間質性肺炎や肺水腫などです．治療は抗菌薬や利尿薬の投与となります．

③換気ー血流比不均衡

　酸素と血流量のバランスが不均衡な状態です．すなわち，酸素が多いのに血流が少ない，酸素が少ないのに血流が多いという生体の代償機能で，酸素化の効率は低下します．無気肺や人工呼吸器装着による陽圧呼吸でも，このような不均衡は生じます．

④シャント

　換気ー血流比不均衡がさらに増悪した状態がシャントという状態で，酸素化されない血液がそのまま体内を巡ってしまいます．体位ドレナージやリクルートメントで虚脱した肺胞の改善を図る必要があります．4つの病態は合併して存在するため，一番悪さをしている主病態を見極め，多角的にアプローチすることが重要です．また，治療やケアの効果を常に評価し，害にならないように努めます．

3-4 痛み・不穏/鎮静・せん妄管理

POINT

● ガイドラインが PAD から PADIS に最新化された
● 痛み，不穏/鎮静，せん妄，不動，睡眠障害は，包括的に予防・管理する

最近，「集中治療室における成人患者の痛み，不穏/鎮静，せん妄，不動，睡眠障害の予防および管理のための臨床ガイドライン（通称，PADIS ガイドライン）」の日本語訳が公表されました[1].

これまでの痛み，不穏/鎮静，せん妄の管理に加え，不動（モビライゼーション/リハビリテーション），睡眠障害の評価，予防および治療が示されました.

今後は，ますます PADIS に対する医療が改善し，予後が向上することが期待されています.

患者は常に痛みを自覚している

痛みは損傷に関連する不快な感覚的・感情的な経験であるため，たとえバイタルサインの変動が認められなくても「患者が "痛い" と訴えたら痛みは存在する」と認識することが大切です.

痛みのアセスメントは，ガイドラインで推奨されている客観的スケール（NRS，BPS，CPOT など）（**図14**，**表9**，**10**）を用いることで，チームでの情報共有や共通認識を図ります.

特に痛みを伴う処置は，動脈ラインの挿入やドレーンの抜去，体位変換や気管吸引などです. そのため，日常的に当然のごとく実施している処置やケアの必要性について，慎重に吟味することが重要です.

●NRS
numeric rating scale

●BPS
behavioral pain scale

●CPOT
critical-care pain
observation tool

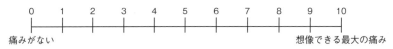

図14 NRS 数値評価スケール

表9　BPS

	患者の様子	スコア
表　情	穏やか	1
	一部硬い（眉が下がっているなど）	2
	まったく硬い（きつく目を閉じるなど）	3
	しかめ面	4
上　肢	無動	1
	一部曲げている	2
	大きく曲げ，指も曲げる	3
	常に縮んだ姿勢	4
人工呼吸	同調している	1
	時に咳嗽，大部分は人工呼吸器に同調している	2
	人工呼吸器とファイティング	3
	人工呼吸器の調整が効かない	4

（日本呼吸療法医学会人工呼吸中の鎮静ガイドライン作成委員会：人工呼吸中の鎮静ガイドライン．人工呼吸 24（2）：146-167, 2007 より引用）

　また，身体的苦痛を抱える患者はそれ以外の苦痛も大きいため，全人的に苦痛の緩和を図ることが求められます．

適切な不穏のアセスメント，鎮静は最小限に留める

　ガイドラインでは，浅い鎮静深度で管理すること，毎日鎮静を中断すること，ベンゾジアゼピン系鎮静薬を最小限にすることなどが推奨されています．

　最近では，短期的なアウトカム（人工呼吸器装着，ICU 滞在期間など）のみではなく，長期的な QOL（認知・身体機能の低下，うつ，外傷後ストレス障害：PTSD など）も重要視されています．

　不穏 / 鎮痛のアセスメントは，客観的なスケール（RASS, SAS など）（表11，12）を使用することが推奨されています．また，不穏の原因はさまざまであるため，1 つに決めつけず多角的に，注意深く鑑別することが大切です（表13）．

●PTSD
posttraumatic stress
disorder

せん妄は注意力障害と軽度意識障害を察知する

　せん妄は多臓器不全の 1 つであり，急性脳機能不全です．そのた

表 10　CPOT-J（日本語版）

指　標	説　明		得　点
表　情	筋の緊張が全くない	リラックスした状態	0
	しかめ面・眉が下がる・眼球の固定，まぶた口角の筋肉が萎縮する	緊張状態	1
	上記の顔の動きと目をぎゅっとするに加え固く閉じる	顔を歪めている状態	2
身体運動	全く動かない（必ずしも無痛を意味していない）	動きの欠如	0
	緩慢かつ慎重な運動・疼痛部位を触ったりさすったりする動作・体動時注意をはらう	保護	1
	チューブを引っ張る・起き上がろうとする・手足を動かす/ばたつく・指示に従わない・医療スタッフをたたく・ベッドから出ようとする	落ち着かない状態	2
筋緊張（上肢の他動的屈曲と伸展による評価）	他動運動に対する抵抗がない	リラックスした状態	0
	他動運動に対する抵抗がある	緊張状態・硬直状態	1
	他動運動に対する強い抵抗があり，最後まで行うことができない	極度の緊張状態あるいは硬直状態	2
人工呼吸器の順応性（挿管患者）	アラームの作動がなく，人工呼吸器と同調した状態	人工呼吸器または運動に許容している	0
	アラームが自然に止まる	咳き込むが許容している	1
	非同調性：人工呼吸の妨げ，頻繁にアラームが作動する	人工呼吸器に抵抗している	2
または			
発　声（抜管された患者）	普通の調子で話すか，無音	普通の声で話すか，無音	0
	ため息・うめき声	ため息・うめき声	1
	泣き叫ぶ・すすり泣く	泣き叫ぶ・すすり泣く	2

（山田章子，他：日本語版 Critical-Care Pain Observation Tool（CPOT-J）の信頼性・妥当性・反応性の検証．日集中医誌 23：133-140，2016 より引用）

め，ガイドラインで推奨されているスケール（ICDSC，CAM-ICU）（**表 14，図 15**）を用い，適切なスクリーニングで予防や早期発見努めることが重要です．特に注意力障害や，JCS I-2〜3レベルの軽度意識障害，睡眠障害を早期に察知することが大切です．

また，せん妄には 3 つのタイプ，すなわち過活動型，低活動型，混合型があります．過活動型は薬剤が直接因子であることが多く，低活動型は高齢者や代謝障害が原因であることが多いです．

医療安全上，過活動型がクローズアップされますが，実は低活動型も過活動型以上に予後が不良であることが明らかになっていま

●RASS
Richmond agitation-sedation scale
●SAS
sedation-agitation scale
●ICDSC
intensive care delirium screening checklist

表11 RASS

評価者	スコア	用 語	説 明
30秒間の観察	4	好戦的な	明らかに好戦的な，暴力的な，スタッフに対する差し迫った危機
	3	非常に興奮した	チューブ類またはカテーテル類を自己抜去：攻撃的な
	2	興奮した	頻繁な非意図的な運動，人工呼吸器ファイティング
	1	落ち着きのない	不安で絶えずソワソワしている，しかし動きは攻撃的でも活発でもない
	0	意識清明な，落ち着いている	
呼びかけ刺激	−1	傾眠状態	完全に清明ではないが，呼びかけに10秒以上の開眼およびアイ・コンタクトで応答する
	−2	軽い鎮静状態	呼びかけに10秒未満のアイ・コンタクトで応答
	−3	中等度鎮静	呼びかけに動きまたは開眼で応答するがアイ・コンタクトなし
痛み刺激	−4	深い鎮静状態	呼びかけに無反応，しかし，身体刺激で動きまたは開眼
	−5	昏睡	呼びかけにも身体刺激にも無反応

表12 SAS

スコア	状 態	説 明
7	危険なほど興奮	気管チューブやカテーテルを引っ張る．ベッド柵を越える．医療者に暴力的．ベッドの端から端まで転げ回る．
6	非常に興奮	頻回の注意にもかかわらず静まらない．身体抑制が必要．気管チューブを噛む．
5	興奮	不安または軽度興奮．起き上がろうとするが，注意すれば落ち着く．
4	平静で協力的	平静で覚醒しており，または容易に覚醒し，指示に従う．
3	鎮静状態	自然覚醒は困難．声がけや軽い揺さぶりで覚醒するが，放置すれば再び眠る．簡単な指示に従う．
2	過度に鎮静	意思疎通はなく，指示に従わない．自発的動きが認められることがある．目覚めていないが，移動してもよい．
1	覚醒不能	強い刺激にわずかに反応する，もしくは反応がない．意思疎通はなく，指示に従わない．

(日本集中治療医学会，J-PADガイドライン検討委員会編：実践 鎮痛・鎮静・せん妄管理ガイドブック．総合医学社，p43，2016 より引用)

す．そのため，物静かで反応が乏しく，傾眠傾向で看護必要度が低くても，過活動型と同等に適切なケアを提供する必要があります．

表13　さまざまな不穏の原因・誘因

・代謝性障害，アシドーシス，尿毒症
・肝疾患，肝性昏睡
・脳神経障害，せん妄，心疾患
・低酸素血症，CO_2 ナルコーシス
・低血糖，糖尿病性昏睡
・敗血症，各種ショック
・もどかしさ，怒り，不安・恐怖
・痛みが強い，身の置き場がない
・言いたいことが伝わらない

表14　ICDSC

1．意識レベルの変化： （A）反応がないか，（B）何らかの反応を得るために強い刺激を必要とする場合は評価を妨げる重篤な意識障害を示す．もしほとんどの時間（A）昏睡あるいは（B）昏迷状態である場合，ダッシュ（—）を入力し，それ以上評価は行わない． （C）傾眠あるいは，反応までに軽度ないし中等度の刺激が必要な場合は意識レベルの変化を意味し，1点である． （D）覚醒，あるいは容易に覚醒する睡眠状態は正常を意味し，0点である． （E）過覚醒は意識レベルの異常と捉え，1点である．	0, 1
2．注意力欠如： 会話の理解や指示に従うことが困難．外からの刺激で容易に注意がそらされる．話題を変えることが困難．これらのいずれかがあれば1点．	0, 1
3．失見当識： 時間，場所，人物の明らかな誤認，これらのうちいずれかがあれば1点．	0, 1
4．幻覚，妄想，精神障害： 臨床症状として，幻覚あるいは幻覚から引き起こされていると思われる行動（例えば，空を掴むような動作）が明らかにある，現実検討能力の総合的な悪化，これらのうちいずれかがあれば1点．	0, 1
5．精神運動的な興奮あるいは遅滞： 患者自身あるいはスタッフへの危険を予測するために追加の鎮静薬あるいは身体抑制が必要となるような過活動（例えば，静脈ラインを抜く，スタッフをたたく），活動の低下，あるいは臨床上明らかな精神運動遅滞（遅くなる），これらのうちいずれかがあれば1点．	0, 1
6．不適切な会話あるいは情緒： 不適切な，整理されていない，あるいは一貫性のない会話，出来事や状況にそぐわない感情の表出．これらのうちいずれかがあれば1点．	0, 1
7．睡眠・覚醒サイクルの障害： 4時間以下の睡眠．あるいは頻回な夜間覚醒（医療スタッフや大きな音で起きた場合の覚醒を含まない），ほとんど一日中眠っている，これらのうちいずれかがあれば1点．	0, 1
8．症状の変動： 上記の徴候あるいは症状が24時間のなかで変化する（例えば，その勤務帯から別の勤務帯で異なる）場合は1点．	0, 1
合計点が4点以上であればせん妄と評価する．	

（卯野木健，劔持雄二：ICDSC を使用したせん妄の評価．看技 57：45-49，2011 より引用）

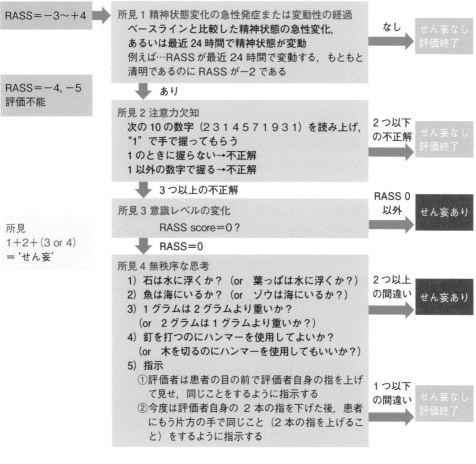

RASS＝−3〜＋4

所見1 精神状態変化の急性発症または変動性の経過
ベースラインと比較した精神状態の急性変化，
あるいは最近24時間で精神状態が変動
例えば…RASSが最近24時間で変動する，もともと
清明であるのにRASSが−2である

なし → せん妄なし 評価終了

あり

RASS＝−4, −5
評価不能

所見2 注意力欠知
次の10の数字（２３１４５７１９３１）を読み上げ，
"1"で手で握ってもらう
1のときに握らない→不正解
1以外の数字で握る→不正解

2つ以下 の不正解 → せん妄なし 評価終了

3つ以上の不正解

所見3 意識レベルの変化
RASS score＝0？

RASS 0 以外 → せん妄あり

所見
1＋2＋（3 or 4）
＝'せん妄'

RASS＝0

所見4 無秩序な思考
1）石は水に浮くか？（or　葉っぱは水に浮くか？）
2）魚は海にいるか？（or　ゾウは海にいるか？）
3）1グラムは2グラムより重いか？
　（or　2グラムは1グラムより重いか？）
4）釘を打つのにハンマーを使用してよいか？
　（or　木を切るのにハンマーを使用してもいいか？）
5）指示
①評価者は患者の目の前で評価者自身の指を上げ
て見せ，同じことをするように指示する
②今度は評価者自身の2本の指を下げた後，患者
にもう片方の手で同じこと（2本の指を上げるこ
と）をするように指示する

2つ以上 の間違い → せん妄あり

1つ以下 の間違い → せん妄なし 評価終了

視覚テストのためのイラスト

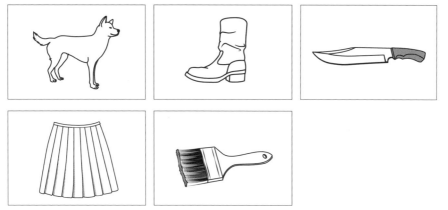

図15　CAM-ICUのフローチャート

（VANDERBILT UNIVERSITY MEDICAL CENTER：Confusion assessment method for the ICU（CAM-ICU）the complete training manual. p8, 2014 より和訳・引用）

●せん妄の助長・改善は看護師の腕の見せどころ

　臨床現場では，しばしばせん妄患者が看護師のかかわりにより，落ち着きを取り戻したり，逆に不穏を助長したりする場面が見受けられます．前者の場合，看護師はせん妄患者が体験している世界を一緒に見ようとします（ただし，助長は禁物）．そして，その辛い感情に寄り添います．

　同時に，患者のニーズを満たそうと尽力します．そうすることにより，患者の自己コントロール感や日常性が回復すると考えます．病態生理学的なアプローチと合わせた支援が効果的です．

　一方，不適切なせん妄管理・ケアは不穏を助長させます（**表15**）．漫然と実施するのではなく，相手の反応をしっかり察知しながら，効果や弊害を見極めることが大切です．また，新たなガイドラインで提唱される「不動（モビライゼーション/リハビリテーション）」と「睡眠障害」への対応も，合わせて実施することが求められます．

表15　不穏を助長させる不適切なせん妄ケア（一例）

・**制限内の過剰な水分制限**
　　せん妄≒脳機能不全；脱水は改善すべき直接因子であるという認識の低下
・**不適切な鎮痛コントロール・体温管理**
　　身体的苦痛は促進因子であるという認識の低下
・**不適切な現実認知ケア（環境オリエンテーション）**
　　見えない場所の時計設置，興味のない（幻覚時の）TV鑑賞，合わない補聴器，眠ってるのに音楽・TVを流し続ける・眼鏡をかけている，鏡を活用しない，世間話も効果的
・**過剰な看護・不動化の助長：自己コントロール感の阻害**
　　できることまで介助する（廃用の促進），不適切な治療（酸素療法），不必要・不適切な身体拘束，言葉による拘束，大声での対応，不適切な早期離床・休息の確保
・**過活動型せん妄に対する不適切な対応**
　　ひとりで頑張りすぎる，感情に巻き込まれる，感情に寄り添わない，大声対応，幻覚・妄想時にともに会話する（助長），薬物療法のタイミングが遅い，家族への説明，「わかりますか？」の質問
・**薬物療法のタイミングを逃す**
　　抗精神薬は夜間に使用するもの・どうしようもない時のみ使用するという認識
・**抗精神薬≒眠らない≒効果がないという認識**
　　認知機能の改善が優先，作用・効果発現時間・期間
・**眠れない≒睡眠薬・プロポフォール・アタラックスPという認識**
　　直接因子・離脱せん妄の危険性であるという認識，過剰役与の弊害

文　献

1) Devlin JW, Skrobik Y, Gélinas C, et al: Clinical practice guidelines for the prevention and management of pain, agitation/sedation, delirium, immobility, and sleep disruption in adult patients in the ICU. Crit Care Med 46（9）: e825-e873, 2018

3-5 感染・栄養管理

- 口腔内には全身状態の反応がある
- 舌をみれば貧血がわかる
- 腸内環境を保つにはひとまず G（グルタミン），F（ファイバー），O（オリゴ糖）を投与する

血糖を制する者は感染を制する

　手術侵襲が大きい心臓血管外科手術では，常に手術部位感染（SSI）や挿入物による二次感染の危険が高い状態です．スタンダードプリコーションの徹底，清潔の保持は当然のことながら，厳重な血糖コントロール（150〜180 mg/dL）も大切です．

●SSI
surgical site infection

　手術侵襲や既往の糖尿病の影響による高血糖は，免疫を司る白血球の機能低下を引き起こし，感染を惹起します．また，後述するICU-AW（ICU 神経筋障害）の誘因の1つです．そのため，指示された血糖スケールに従い，必要に応じてインスリンを投与し，感染を予防します．

生体反応を阻害しない適切な体温管理

　手術侵襲からの回復を図るため，生体は免疫系のシステムを作動し，発熱が促進されます．また，感染に対して発熱の指令が出されると，高体温相にセットポイントが移行します（図16）．

　心臓血管外科手術後は，酸素消費量や心臓仕事量の増大を防ぐため，体温の上昇を回避することがしばしばです．しかし，悪寒期にクーリングで冷やすことは，患者の苦痛を伴うため，適切なケアとはいえません．

　やむを得ない状況により悪寒期にも解熱を図る必要がある場合は，クーリングを適応するのではなく，薬物療法（解熱薬や鎮静薬

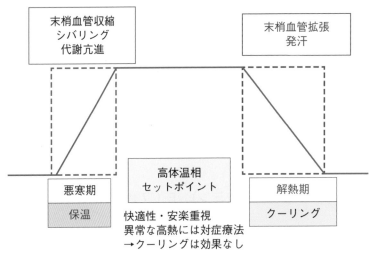

図16　効果的かつ安楽なクーリング

〔末梢血管収縮 シバリング 代謝亢進〕　〔末梢血管拡張 発汗〕

悪寒期　保温

高体温相 セットポイント
快適性・安楽重視
異常な高熱には対症療法
→クーリングは効果なし

解熱期　クーリング

など）を選択することが望ましいです．患者にとり，効果的かつ安楽な体温管理をめざしましょう．

侵襲下のエネルギー供給は体内でも生じている

　従来のエネルギー供給は体外からの栄養療法（外因性）のみと考えられていました．しかし，近年では手術などの生体侵襲により，代償的に体内でのタンパク異化作用の亢進が起こり，内因性のエネルギー供給もなされていることがわかってきました．

　そのため，心臓血管外科手術後は内因性と外因性のエネルギー供給量と安静時のエネルギー消費量（REE）とのバランスをとる必要があります．

　内因性エネルギー＋外因性エネルギー＞REE のとき，過剰なエネルギー投与（overfeeding）となります．内因性エネルギー＋外因性エネルギー＜REE のとき，過少なエネルギー投与（underfeeding）となります．overfeeding は高血糖の原因にもなり得るため，エネルギーの供給量も厳重に管理します．

●REE
resting energy expenditure

早期経腸栄養で腸管免疫を維持する

腸管が使われなくなると，腸管粘膜のバリア機能が低下します．

また腸内細菌叢が変化し，宿主の免疫能も低下します．すると，バクテリアルトランスロケーション（BT）が起こります．BTとは，腸内細菌が生菌のまま腸管壁を通過して正常な生体組織に移行する現象のことです．そのため，術後回復を促進させるには腸内環境をしっかり保つことが大切です．最低でも48〜72時間以内には対応する必要があります．なぜなら，腸管が萎縮してしまうと腸は栄養を吸収することができません．腸管が萎縮してからでは遅いため，そうなる前に早期経腸栄養を開始し，下痢の対応やアセスメントすることが重要です．

GFOの成分はグルタミン（G），ファイバー（F），オリゴ糖（O）です．グルタミンは腸管粘膜細胞の栄養源で，ファイバーは粘膜萎縮を軽減させます．また，オリゴ糖は病原菌への抵抗力が増します．ひとまずGFOを開始するのみでも，腸の萎縮や腸管免疫の維持は可能です．腸管免疫の維持は，呼吸・循環の回復にも良い影響があります（**表16**）.

●BT
bacterial transloca-
tion

表16 経腸栄養法の利点

1. 腸管粘膜の萎縮予防
2. bacterial translocation 予防
3. 全身の免疫能の維持
4. 腸管蠕動運動の正常化
5. 消化管ホルモンの分泌刺激
6. 胆汁うつ滞の予防
7. 静脈栄養に伴う感染性合併症が回避できる
8. 侵襲からの早期回復

3-6 ICU-AW/PICS

- ●ICU-AW（ICU 神経筋障害）は PICS（ICU 後症候群）に位置づけられる
- ●ICU-AW は左右対称の四肢麻痺で，ADL や QOL に影響を及ぼす

廃用症候群とは異なる ICU-AW

　ICU-AW は，人工呼吸管理を必要とする重症患者に起こる合併症で，左右対称の四肢麻痺を特徴とする神経筋障害です．PICS（ICU後症候群）の身体障害の 1 つに位置づけられています（**図 17**）.

　二次的な障害である廃用症候群や，サルコペニアとは異なる病態が明らかになってきました．手術侵襲により分泌される，炎症性サイトカイン（SIRS）や抗炎症サイトカイン（CARS）の影響により，タンパク分解（異化作用）の亢進および合成（同化作用）の低下が引き起こされます．その結果，筋萎縮をきたします．

　誘因には多臓器不全，身体不動化，高血糖，ステロイド，神経筋遮断薬などが挙げられます（**図 18**）.そのため，これらの原因・誘因を可能な限り早期に除去する，あるいは改善を図ることが重要です．手術侵襲の経過を的確にアセスメントし，時期に応じた適切な治療・ケアを提供するように努めます．

●ICU-AW
ICU-acquired weakness
●PICS
post-intensive care syndrome

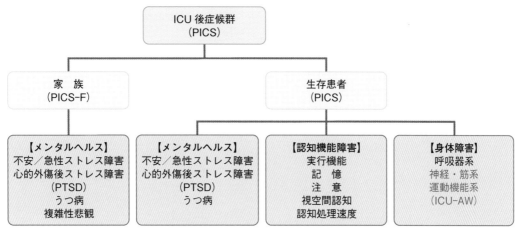

図 17　ICU 後症候群（PICS）における ICU-AW の位置づけ

(Needham DM, Davidson J, Cohen H, et al：Improving long-term outcomes after discharge from intensive care unit：report from a stakeholders' conference.　Crit Care Med 40（2）：502-509，2012 を改変して引用)

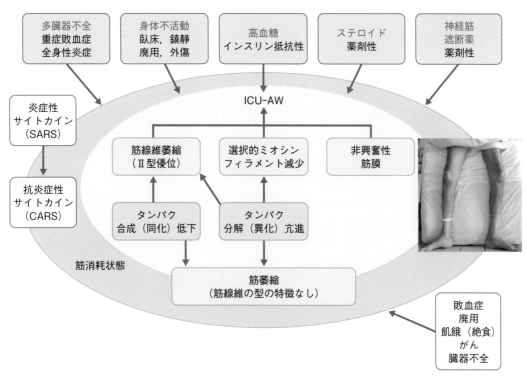

図 18　ICU-AW の発症機序とリスク因子の関係

(Schefold JC, Bierbrauer J, Weber-Carstens S：Intensive care unit-acquired weakness（ICUAW）and muscle wasting in critically ill patients with severe sepsis and septic shock. J Cachexia Sarcopenia Muscle1（2）：147-157，2010 を改変して引用)

第4章

モニタリングと補助循環
の理解

4-1 動脈圧の基本

POINT

● 動脈圧モニタは血圧値や波形などの経時的変化を観察する

　心臓血管術後の急性期は患者が急変しやすい時期です．この時期は動脈圧や肺動脈圧のモニタリングが必須です．

観血的動脈圧とは

　動脈圧にはマンシェットで測る非観血的動脈圧と，動脈圧モニタで測る観血的動脈圧があります（**図1**）．

　観血的動脈圧は，一般的にICU，CCUで使用されます．動脈にラインを挿入し，トランスデューサを経由して動脈圧を測ります．このとき，ヘパリン入りの生理食塩水でトランスデューサに圧をかけ，ラインが詰まらないようにフラッシングをしながら動脈圧を測定します．

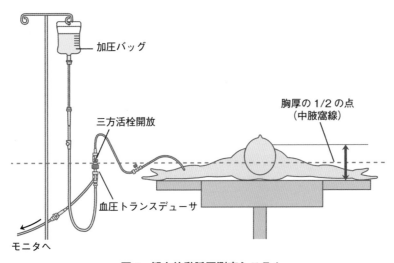

　　加圧バッグ

　　胸厚の1/2の点
　　（中腋窩線）

　　三方活栓開放

　　血圧トランスデューサ

　　モニタへ

図1　観血的動脈圧測定システム

何が血圧を決めるのか

　動脈圧とは，一般的に血圧と同じこと意味します．ですから，血圧についておさらいをしましょう．

　血圧の臨床意義は，第2章の「2-3冠動脈バイパス術の術後管理」のコラムで示した通りです．血圧は，心拍出量に末梢血管抵抗をかけることで求めることができます．

　血　圧　＝　心拍出量　×　末梢血管抵抗

　　　心拍出量　＝　1回拍出量　×　心拍数

つまり，血圧を決定する主な因子は心拍出量と末梢血管抵抗です．

　心拍出量は1回拍出量に心拍数をかけて求めます．心拍出量は循環血液量などの影響を受け，末梢血管抵抗は血管弾性や血液粘性などの影響を受けた値となります（**表1**）．

表1　血圧に影響する因子

①心拍出量	④心拍数
②末梢血管抵抗	⑤血液粘性
③循環血液量	⑥血管弾性

動脈圧波形の読み解き方

　動脈圧モニタは観血的動脈圧の収縮期血圧と拡張期血圧，平均血圧を表示できます．平均血圧の推移をみることも組織灌流量を考えるうえで大変重要です（**図2**）．

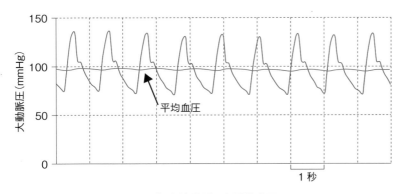

図2　観血的動脈圧と平均血圧

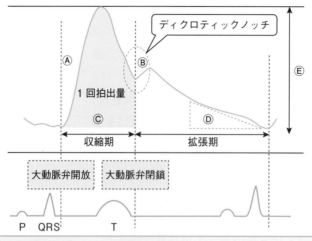

ⒶＡ左室の血液駆出に基づく大動脈圧上昇波
Ⓑ大動脈弁閉鎖の波形を表し，ディクロティックノッチという
Ⓒ大動脈弁解放から閉鎖（ディクロティックノッチ部分）までが1回拍出量
　である
Ⓓ圧波形の傾きは血管抵抗を反映するといわれる
Ⓔ収縮期血圧と拡張期血圧の差，つまり脈圧を表す

図3　動脈圧と心電図の関係

　さらに動脈圧モニタに表示される動脈圧の波形を読み解くことが
できれば，患者の状態に関するさまざまな情報（1回拍出量や血管
抵抗など）を得ることができます．

　図3は動脈圧と心電図の関係を示しています．心電図のQRSは
心臓の収縮を表します．左心室が収縮して圧をかけると血液が全身
に送り出され動脈圧は上昇します．血液が左心室から出たあとに大
動脈弁が閉じると，左心室が拡張しはじめ，動脈圧が下がっていく
ことを表しています．

　左心室の収縮と拡張を観血的動脈圧波形をとおしてみてみましょ
う．図3のⒶは左心室の血液駆出による大動脈圧の上昇を表してい
ます．Ⓑはディクロティックノッチ（dicrotic notch）といわれる
ものです．このディクロティックノッチは重要で，大動脈弁がしっ
かり閉鎖していることを示しています．血圧が上がる大動脈弁開放
からディクロティックノッチまでが1回拍出量です（ⒶⒷ）．図3
の緑色の部分の面積が1回拍出量（Ⓒ）に相当します．この部分の
面積が小さければ1回拍出量が少ないということです．心拍数が速
くなるとこのⒸの部分が細長くなります．つまり，Ⓒ面積が小さく
1回拍出量が少ないわけですから，心拍出量を数で稼がないといけ

ないわけです．圧波形の傾き（Ⓓ）は体血管抵抗を反映しています．
Ⓔは収縮期血圧と拡張期血圧の差で，これが脈圧です．

動脈圧波形の異常を見つける

●大動脈弁閉鎖不全症

　大動脈弁閉鎖不全症（AR）は，大動脈弁に閉鎖不全があるために拡張期に血液が動脈にとどまらずに左心室へ逆流します．つまり，拡張期の動脈圧は通常よりも速く低下します．そのため，動脈圧の波形は急降下して見えます（**図4Ⓐ**）．また，送り出される血液が少ないために左心室の容量は増え，見た目上の1回拍出量が徐々に増えていきます（**図4Ⓑ**）．拍出するときは，増えた分の容量も一気に拍出するため，波形の立ち上がりが急に見えます．1回拍出量が増えると駆出時間が延長して，脈圧が拡大します（**図4Ⓒ**）．

●AR
aortic regurgitation

●大動脈弁狭窄症

　大動脈弁狭窄症（AS）は，大動脈弁の狭窄によって駆出が妨げられていますから駆出時間が延長します（**図5Ⓐ**）．心臓がいくら頑張っても大動脈弁が狭くなっているわけですから，血液が左心室からなかなか出ていくことができません．心臓はがんばって血液を送り出そうとします．それに伴い，動脈圧の立ち上がりが遅くなります（**図5Ⓑ**）．さらに，大動脈弁の狭窄により送り出される血液量が低下するため動脈圧の山も低くなります．つまり，脈圧は小さくなります（**図5Ⓒ**）．

●AS
aortic stenosis

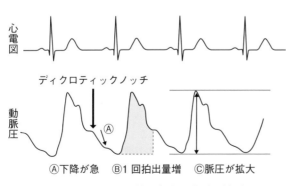

心電図

ディクロティックノッチ

動脈圧

Ⓐ下降が急　Ⓑ1回拍出量増　Ⓒ脈圧が拡大

図4　大動脈弁閉鎖不全症の動脈圧波形

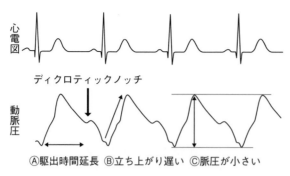

ディクロティックノッチ

Ⓐ駆出時間延長 Ⓑ立ち上がり遅い Ⓒ脈圧が小さい

図5 大動脈弁狭窄症の動脈圧波形

●血管内の脱水

　血管内の脱水の状態も動脈圧モニタでみることができます．

　循環血液量が十分にあるときは，呼吸性変動のないどっしりとした波形を示します（**図6**）．ところが，脱水で循環血液量が減少すると1回拍出量も減少する（図3Ⓒが狭くなる）ので，動脈圧は先端が細い波形になります．1回拍出量が少なくなると心拍数はその代償として速くなるため，動脈圧モニタ上の波形の幅が狭くなって，細く見えるわけです．

　また，脱水のとき，動脈圧は一定ではなく呼吸性のうねった波形を示すことがあります（**図6**）．胸腔内圧に静脈還流量が影響を受

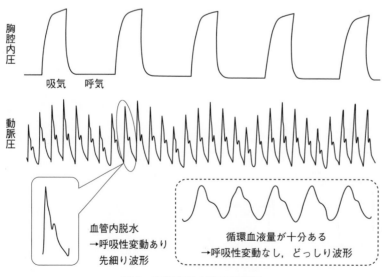

血管内脱水
→呼吸性変動あり
先細り波形

循環血液量が十分ある
→呼吸性変動なし，どっしり波形

図6 血管内脱水時の動脈圧

(山中源治：動脈圧波形に変動が見られるケース．集中重症ケア 13 (1)：13-20，2014 より引用)

けるためで，1回拍出量や収縮期血圧，脈圧が変化しやすくなり，うねった呼吸性の変動が起こります．心機能低下の患者にボリュームアップするときには，動脈圧波形を見ながら輸液反応性があるのかどうかを確認することが必要です．

●その他の動脈圧波形の変化

動脈圧の波形はさまざまな原因で変化します（図7，表2）．

加圧バッグに圧が十分にかかっていない場合やヘパリン入りの生理食塩水が減った場合に「なまり」と呼ばれる平べったい形の波形が現われます．これは患者の状態ではなく，加圧バッグに原因があるので，加圧バッグの圧をしっかりと維持します．また，気泡がラインの中に混入していたり，ライン先端が血管壁に当たったり，血栓が先端に付いていると圧の細かな変動がトランスデューサに伝わらないために波形が「なまり」の状態になってしまいます．

チューブの長さや硬さが適切でないときも，圧の変動がトランスデューサーにしっかり伝わらないために動脈圧の波形が変化します．チューブが軟らかい場合は共振を起こし，チューブが長いと波形はオーバーシュートになります．ですから，適切なチューブを選択することも大事です．

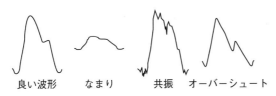

良い波形　　なまり　　　共振　オーバーシュート

図7　その他の動脈圧波形

表2　動脈圧波形の変化と原因

波形の変化	原　因
なまり	・加圧バッグへの圧が不十分 ・ヘパリン入り生理食塩水の減少 ・気泡の混入 ・カテーテル先端部への血栓の付着
共　振	・チューブが軟らかすぎる
オーバーシュート	・チューブが長すぎる

4-2 肺動脈圧モニタ

- 肺動脈圧モニタでは，主にスワンガンツカテーテルが使われる
- 肺動脈圧だけでなく，LAP（左心房圧），LVEDP（左室拡張末期圧）といった左心系の圧が推測できる

肺動脈カテーテルから得られるデータ

肺動脈圧モニタでは，スワンガンツカテーテルが主に使われます．肺動脈カテーテルからは，①右心房圧（RAP）と中心静脈圧（CVP），②右心室圧（RVP），③肺動脈圧（PAP），④肺動脈楔入圧（PAWP）の情報が得られます（**表3**）．これらは急性期の循環管理をする際，非常に重要です．

①右心房圧と中心静脈圧

中心静脈と右心房の間には弁がありません．そのため右心房圧（RAP）と中心静脈圧（CVP）はほぼ同じ値になります．正常値は2～6 mmHg，平均値は4 mmHg です．RAP と CVP は，肺動脈圧も考慮しながら，体液量と右心機能の評価に使われます．データの変動要因としては，心タンポナーデや三尖弁閉鎖不全などがあるときや過剰な輸液をしたときに圧が上がり，大量出血など循環血液量が減少したときに圧が下がります．

②右心室圧

右心室圧（RVP）の正常値は，右心室収縮期圧（RVSP）が15～25 mmHg，右心房拡張期圧（RVDP）が0～8 mmHg です．RVP は，肺血管抵抗や右心機能を評価するときに使います．データの変動要因としては，肺動脈圧（PAP）上昇時や肺高血圧，肺動脈弁狭窄，右心不全，右心梗塞，心タンポナーデがあるときに圧の上昇がみられます．

RAP
right atrial pressure
CVP
central venous pressure
RVP
right ventricular pressure
PAWP
pulmonary artery wedge pressure
RVSP
right ventricular systolic pressure
RVDP
right ventricular diastolic pressure
PAP
pulmonary artery pressure
PASP
pulmonary artery systolic pressure
PADP
pulmonary arterial diastolic pressure
MAP
mean arterial pressure

表3　肺動脈カテーテルから得られるデータ

項　目	正常値	評価内容	主な変動要因
①右心房圧（RAP）中心静脈圧（CVP）	2～6 mmHg 平均4 mmHg	体液量 右心機能	↑：右心不全，心タンポナーデ，三尖弁閉鎖不全など ↓：循環血液量減少
②右心室圧（RVP）	収縮期圧（RVSP）15～25 mmHg 拡張期圧（RVDP）0～8 mmHg	肺血管抵抗 右心機能	↑：PAP上昇，肺高血圧，肺動脈弁狭窄，右心不全，右心梗塞，心タンポナーデ
③肺動脈圧（PAP）	収縮期圧（PASP）15～25 mmHg 拡張期圧（PADP）8～15 mmHg 平均圧（MPAP）10～20 mmHg	肺血管抵抗	↑：肺血管抵抗増大，肺塞栓症，肺実質疾患 ↓：循環血液量減少
④肺動脈楔入圧（PAWP）	平均6～12 mmHg	左心系前負荷 左心機能	↑：左心室容量負荷，左心不全，僧帽弁異常，胸腔内圧上昇，心室拡張能低下

③肺動脈圧

　肺動脈圧（PAP）の正常値は，肺動脈収縮期圧（PASP）が15～25 mmHg，肺動脈拡張期圧（PADP）が8～15 mmHg，平均圧（MPAP）が10～20 mmHg です．PAP は肺血管抵抗を評価するときに使われるデータです．データの変動要因としては，肺血管抵抗が増大したり，肺塞栓症や肺実質疾患があったりするときに圧が上がり，循環血液量が減少したときに圧が低下します．

④肺動脈楔入圧

　肺動脈楔入圧（PAWP）の正常値は平均6～12 mmHg です．左心系前負荷や左心機能の評価に使います．データの変動要因としては，左心室容量負荷や左心不全，僧帽弁異常，胸腔内圧上昇，左心室拡張能低下のときに圧が上がります．ただし，慢性肺疾患のあるときや頻脈では必ずしも左心機能を反映しません．

肺動脈カテーテルからわかること

　肺動脈カテーテルから得られるデータをとおして心臓のどこでどのようなことが起こっているのかを推測することができます．

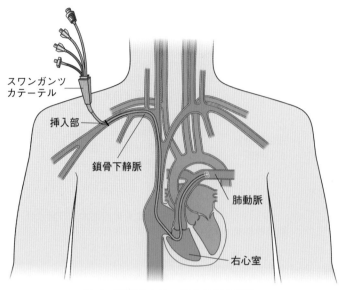

スワンガンツ
カテーテル

挿入部

鎖骨下静脈

肺動脈

右心室

図8　肺動脈カテーテルの挿入部位

　肺動脈圧モニタは，肺動脈カテーテルを体に入れて，患者を安静
にして使用するモニタです．急性心筋梗塞患者や急性心不全患者の
血行動態を評価する際には得られるデータを使ったフォレスター分
類が用いられます．最近では，侵襲的な肺動脈カテーテルを使わな
いことを推奨する考え方（ノーリア-スティーブンソン分類）もあ
りますが，やはり，術後に挿入することが多いカテーテルです．で
すから，しっかりと適応を見極めて使用しなければなりません．

●適　応

　肺動脈カテーテルは，術後急性期だけではなく，ショック，心不
全，低心拍出量症候群（LOS）のある患者に適応されます．

●LOS
low cardiac output
syndrome

●挿入部位

　挿入部位は，内頸静脈，鎖骨下静脈，大腿静脈です．静脈系から
右心系にアプローチします（**図8**は鎖骨下静脈の例）．

●合併症

　カテーテルが右室を通過する際に，カテーテルの刺激で心室頻拍
（VT）などの不整脈が出やすいです．また，長期間留置するときは，
深部静脈血栓症を起こすことがあり，肺血管塞栓症のリスクも高ま

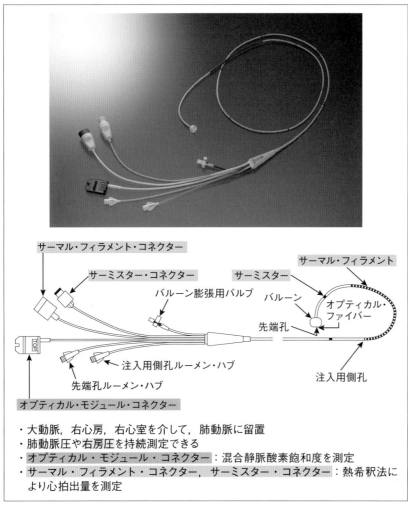

図9 肺動脈カテーテル（スワンガンツカテーテル）

（森嶋素子：術後管理の実際. "病態生理の理解に基づく心臓血管外科の基本知識とケア" 新田 隆 監. 総合医学社, p44, 2017 より引用, 画像・イラスト提供：エドワーズライフサイエンス）

ります.

●肺動脈圧カテーテルの構造

肺動脈圧カテーテルの先端にはバルーンがあります（**図9**）. カテーテルの断面図をみると, ①バルーンを膨らませる内腔, ②圧を測る内腔, ③点滴をするための内腔, ④輸液を流すことができる内腔があります.

肺動脈圧は何に影響を受けるのか

　肺動脈カテーテルでモニタリングする際は，肺動脈圧が何に影響を受けるのかを知っておかなければいけません．

　血液は全身を循環しています．つまり，肺動脈は左心系につながっているため，肺動脈圧は左心系の圧や動脈圧にも影響を受けます．例えば，血圧の上昇や血液量の過剰増加によって左室への負荷がかかると左房圧も上昇し，それに引き続き肺静脈圧と肺動脈圧も上昇します．肺動脈圧は肺の血圧という意味だけではなく，全身の循環も反映されることを知っておきましょう．

肺動脈カテーテル（スワンガンツカテーテル）でわかること

●肺動脈収縮期圧（PASP）≒右室収縮期圧（RVSP）

　RVSP は，右心が収縮したときの血圧で，PASP はそのときの肺血圧ですから右心の後負荷の指標になります．**図 10** は，右心系と左心系を分けて示した図です．両心室が収縮するとき，僧帽弁と三尖弁は閉じていますが，肺動脈弁と大動脈弁は開いています．その

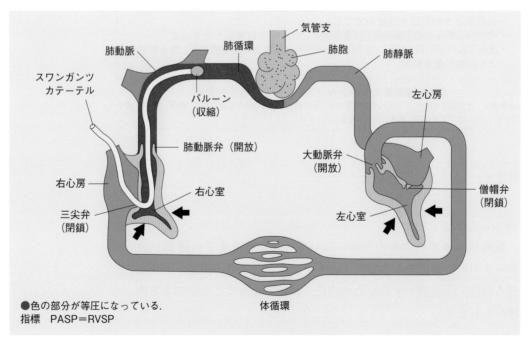

図 10　収縮期での心室の状態

（山中源治：動脈圧波形に変動が見られるケース．集中重症ケア 13（1）：13-20，2014 より引用）

とき，肺動脈の濃い赤色がついている部分の圧はほぼ同じになります．つまり，1つの腔になるので，PASP と RVSP がほぼ同じ値になります．PASP 値から右心の後負荷が推測できます．

肺動脈拡張期圧（PADP）≒左房圧（LAP）≒左室拡張末期圧（LVEDP）

肺動脈カテーテルは，右心系へのアプローチをとおして左心系のデータの1つである LVEDP の推測と評価ができます．

両心室が拡張しているときは，僧帽弁と三尖弁は開放していますが，肺動脈弁と大動脈弁は閉じています．そのため，肺動脈から肺静脈，さらに左心室まで濃い赤色のついた部分の圧はほぼ同じ値になります（図11）．もし，途中に血栓があったり，弁や血管に問題があれば同じ値にはなりませんが，通常は同じような値になります．つまり，心臓が拡張しているとき，肺動脈と左房，左室は1つの腔になっているわけですから，PADP から LAP と LVEDP の値が推測できます．肺動脈カテーテルは，静脈から右心系へのアプローチでありながら，左心系の負荷の推測ができるため非常に有用です．臨床では，左心室の負荷を経時的にモニタリングすることは非常に大事です．LVEDP は左室拡張期圧の最後の圧であり，かつ左室が収縮を始める直前の圧です．つまり，左室に血液が最も溜まっている状態ですから，左室にかかる負荷の指標になります．このことから LVEDP（≒PADP）が上昇すると，左心ポンプの機能低下，左心の弾力性の低下，左心の過剰な負荷や LOS の傾向にあることを推測することができます．

●LAP
left atrial pressure
●LVEDP
left ventricular end-diastolic pressure

肺動脈楔入圧（PAWP）≒左房圧（LAP）≒左室拡張末期圧（LVEDP）

より正確に LAP や LVEDP を知りたいときは，両心室が拡張しているとき（三尖弁と僧帽弁は開放，肺動脈弁と大動脈弁は閉鎖）に肺動脈（PA）カテーテル先端のバルーンを膨らませます（図12）．そうすれば，右心からの血液は遮断されて肺に血液は流れませんから，右心の影響は受けません．カテーテルの先端から左心系までは障害物がないので，ここでしっかりとした LVEDP（左心室の圧・容量負荷）を推測することができます．

注意しなければいけないことは，バルーンをずっと膨らませると

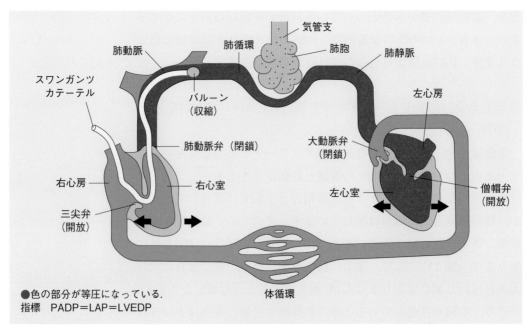

●色の部分が等圧になっている.
　指標　PADP＝LAP＝LVEDP

図 11　拡張期での心室の状態
(山中源治：動脈圧波形に変動が見られるケース．集中重症ケア 13（1）：13-20，2014 より引用)

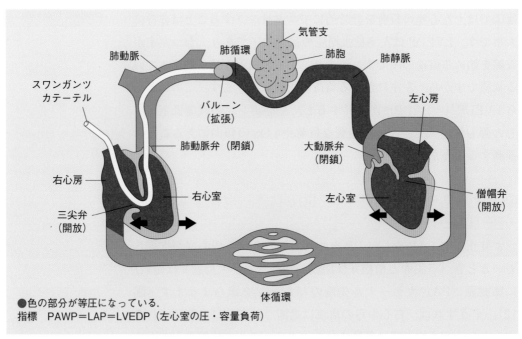

●色の部分が等圧になっている.
　指標　PAWP＝LAP＝LVEDP（左心室の圧・容量負荷）

図 12　心室拡張期（バルーンを拡張した状態）
(山中源治：動脈圧波形に変動が見られるケース．集中重症ケア 13（1）：13-20，2014 より引用)

いうことは肺塞栓と同じことですから，バルーンを長時間膨らませたままでいると心拍出量が低下することがあります．血行動態が悪い患者の場合，膨らませるときには特に注意が必要です．また，長期間留置しているとカテーテルが先に進み，バルーンを膨らませたときに肺動脈損傷を起こすことがまれにあります．値だけでなく，圧波形の変化にも注意する必要があります．

肺動脈圧上昇はどのようなときに起こるのか

左心系との肺動脈の関係について，今まで述べてきました．ただし，肺高血圧症など肺動脈自体の問題でも肺動脈圧は上昇するため，アセスメントするときには，何が原因で上昇しているのか見極める必要があります．

肺動脈圧上昇は交感神経が亢進しているときに起きます．交感神経が亢進しているときは，末梢血管抵抗の上昇や肺毛細血管の収縮が見られます．低酸素やアシドーシス，CO_2ナルコーシスのときにも肺毛細血管は収縮するので肺動脈圧が上昇します．術後の覚醒や苦痛があると交感神経が亢進するので，肺動脈圧の上昇が起こります．さらに，人工呼吸から自発呼吸に移行するときは静脈還流量が増えるために肺動脈圧が上昇します．

術後の低心機能の患者は，もともと術前から心臓はダメージを受けていますし，手術で侵襲が加わっているので左心系への容量・圧負荷への予備能力が低い状態にあります．ですから，LVEDPが容易に上昇して肺動脈圧が上昇します．

肺動脈カテーテルで得ることができるさまざまな情報を多角的にアセスメントして看護に上手に活かしていきましょう．

4-3 補助循環装置の基本

POINT

- 薬物療法で改善がみられないときに補助循環が行われる
- 補助循環装置には，IABP，PCPS，VAD がある
- IABP は圧補助，PCPS・VAD は流量補助
- PCPS は術前・術後管理では最重症

心不全や循環動態が不安定になったら，まずは内科的な治療を行います．患者を安静にして，酸素を投与します．併せて，薬物療法として，利尿薬や血管拡張薬，強心薬，昇圧薬を投与します（図13）．

内科的治療（薬物療法）で改善がみられないときに補助循環が行われます．補助循環の装置は圧補助を行う IABP（大動脈内バルーンパンピング），流量補助を行う PCPS（経皮的心肺補助）と VAD

●IABP
intra-aortic balloon pumping
●PCPS
percutaneous cardiopulmonary support
●VAD
ventricular assist device

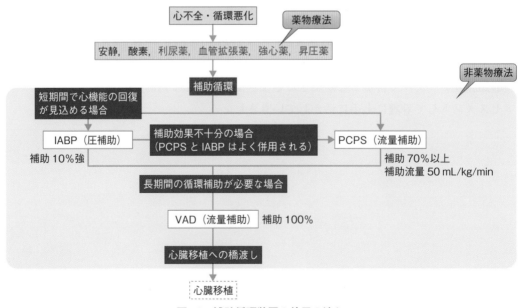

図13　補助循環装置の使用の流れ

（補助人工心臓）の３種類があります．また近年，補助循環用ポンプカテーテル（IMPELLA）が経皮的に挿入できる補助人工心臓として注目されています．

　循環不全患者やCABG術後の患者で，短時間で心機能の回復が見込めると推測されるときはIABPを使用します．IABPは圧補助を行う装置で，心臓の拍出量の約10％を補助します．「たった10％の補助しかできないのか」と思うかもしれませんが，IABPを入れることで，吐き気のために今まで食事が食べられなかった患者が，吐き気がなくなって食事を食べられるようになったり，苦しさのために笑顔を見せなかった患者が少し楽になったりして笑顔が戻ることがあります．一方でベッド上安静が必須で，挿入部は動かすことができないため，長期になると心身にストレスを与えることもあります．また，感染にも注意が必要です．

　IABPでも十分な効果が得られなかった場合にPCPSの治療に移行することとなります．これは流量を補助する装置で，心臓の拍出量の約70％を補助することが可能です．補助血流は通常50 mL/kg/minであり，設定により2〜4 L/minの血液を全身に流します．術前・術後管理にPCPSが必要となる患者は極めて重症です．

　VADは，長期的な循環補助が必要なときに使います．VADは心臓の機能をほぼ100％サポートすることが可能ですが，離脱できないときは心臓移植への橋渡し役という位置づけになります．

4-4 IABP（大動脈内バルーンパンピング）

IABP のしくみ

IABP は下行大動脈にバルーンを留置します．このバルーンを駆動装置に接続して心拍動と同期させて，拡張・収縮させることによって循環の圧補助を行います．このバルーンの拡張と収縮が，IABPの「パンピング」です．

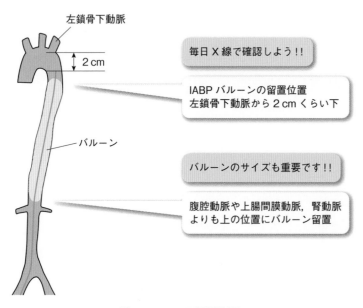

左鎖骨下動脈

2 cm

毎日X線で確認しよう!!

IABP バルーンの留置位置
左鎖骨下動脈から 2 cm くらい下

バルーン

バルーンのサイズも重要です!!

腹腔動脈や上腸間膜動脈，腎動脈
よりも上の位置にバルーン留置

図 14　IABP の留置位置

IABP は心拍出量を 10〜20% 補助します．一般的にバルーンの先端は左鎖骨下動脈からおよそ 2 cm の位置にバルーンの先端がくるように挿入します．バルーンのサイズも重要です．これは患者の身長に合わせて選びます．小柄な患者に大きいサイズのバルーンを入れてしまうと，バルーンが腹腔動脈や腎動脈などを塞いでしまいます（図 14）．バルーンが腹部の主要血管を閉塞しないように注意が必要です．

IABP の効果

●ダイアストリック・オーグメンテーションと シストリック・アンローディング

IABP にはどのような効果があるのかをみてきましょう．心臓の拡張期にはバルーンを拡張させて大動脈内圧，つまり平均動脈圧を上げる効果があります．この効果のことを「ダイアストリック・オーグメンテーション」（diastolic augmentation）と呼びます．収縮期にはバルーンを収縮させ後負荷軽減効果があります．この効果のことを「シストリック・アンローディング」（systolic unloading）と呼びます．

まず，拡張期の効果からみていきましょう．

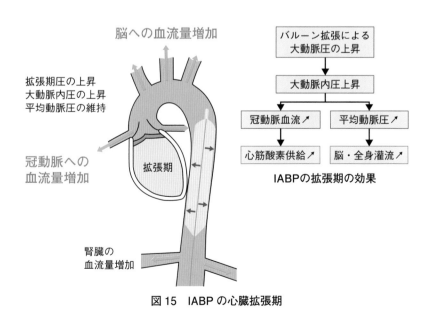

図 15　IABP の心臓拡張期

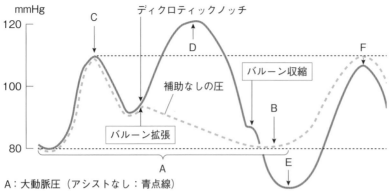

A：大動脈圧（アシストなし：青点線）
B：大動脈収縮期圧（アシストなし）
C：大動脈拡張期圧（アシストなし）
D：ダイアストリック・オーグメンテーション（上昇した大動脈内圧：補助拡張期血圧）
E：シストリック・アンローディング（低下した大動脈拡張期終末圧）
F：補助を受けた収縮期圧（アシストあり）

図16　IABPの効果

●拡張期のダイアストリック・オーグメンテーション

　心臓拡張期に，IABPのバルーンを膨らませることによって大動脈内圧を上げ，冠動脈や脳・腎への血流量を増加させることができます（**図15**）．

　ここで重要なポイントはバルーンを膨らませるタイミングです．自分の心臓の拍出量を機械で補助しているわけですから，バルーン膨張のタイミングを誤ってしまうと"自分の心臓とケンカする"ことになってしまうのです．つまり，バルーン拡張のタイミングが早過ぎると大動脈弁が閉じる前に血流が逆流してしまい，左室拡張期終末圧が上昇し心臓の負担が増えてしまいます．では，ケンカをしないようにするには，どのようなことに注意したらよいか．そのカギがディクロティックノッチにあります（**図16**）．

　大動脈弁が閉鎖して，心臓が拡張を始めるサイン，それがディクロティックノッチです．通常はディクロティックノッチ直後から大動脈内圧は下降します（**図16の青線**）．IABPではこのディクロティックノッチのタイミングに合わせてバルーンを膨らませていきます．つまり，大動脈弁が閉じて心室が拡張し始めたときにバルーンを膨らませるわけです．バルーンが膨らむことで，心臓拡張期の大動脈の圧がグーッと高まります．このIABP補助拡張期血圧（図16D）をオーグメンテーションといいます．それに伴い，冠動脈への血流量が増え，心筋に十分な酸素が供給されます．さらに，脳や

全身への圧が高まって, 十分な血流が維持されるようになります（図
15）.

収縮期のシストリック・アンローディング

　IABP は, 心臓が収縮する直前（心臓の拡張期の終末）にバルー
ンを収縮させることで, 血液を引き込み, 左心室の後負荷を軽減さ
せる効果があります. 心臓収縮初期に吸引効果を生じるため, 図
16 の E のような波形になります. 後負荷が軽減されれば, それだ
け心臓の仕事量は減ります. これが後負荷軽減効果（シストリック・
アンローディング）です. この効果によって心筋酸素消費量が減り
ます（図 17）. バルーン収縮のタイミングが遅いと心臓が収縮をは
じめたあともバルーンが拡張していることとなり, 自分の心臓とケ
ンカする, つまり, 心臓仕事量が増加してしまいます. 一方, バルー
ン収縮のタイミングが早いと後負荷軽減効果が不十分となるだけで
なく, 最悪の場合, 冠血流を吸引し狭心痛を起こしたり, 脳血流の
低下を起こしたりします.

　バルーンの収縮のタイミングは, 最も拡張期血圧が低くなるとき
に収縮させるように設定します.

パンピングのタイミング（トリガー）

　バルーンを膨らませたり, 収縮させたりするタイミングを合わせ
ることをトリガーといいます. トリガーには, 心電図で合わせる設

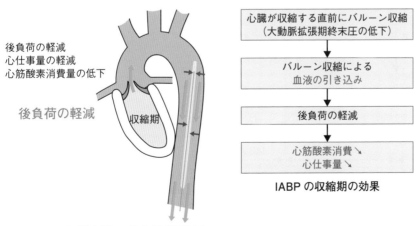

図 17　IABP の心臓収縮期

定と動脈圧で合わせる設定の２つがあります．

　トリガーが動脈圧のときは，バルーンの拡張はディクロティックノッチ，バルーンの収縮は拡張末期圧が最低圧のときに合わせます．トリガーが心電図のときは，バルーンの拡張はＴ波の頂点，バルーンの収縮はＰ波の終わりです（**図18**）．

　各トリガーの利点，欠点を理解することが大切です．フルオートモードを使うときは心電図トリガーとすることが一般的です．一方で心電図のトリガーの場合，バルーン収縮のタイミングがわかりにくく，さらに電極が患者の汗でモニタが外れたり，体位変換などで波形がブレたりしてしまうと，バルーンのタイミングがずれてしまうことがあります．また電気毛布の影響を受けたり，手術室では電気メスのノイズが問題になります．動脈圧は，体位変換や心電図の電極の装着の不備に影響を受けることが少ないという利点があります．以前は橈骨動脈圧をトリガーに使っていました．動脈圧ラインで採血するときは，動脈圧ではバルーンのタイミングが合わなくなってしまうので，そのときだけは一時的に心電図に合わせて管理していました．最近はバルーン先端圧モニタが主流になり，ライン採血の影響もなくなっています．

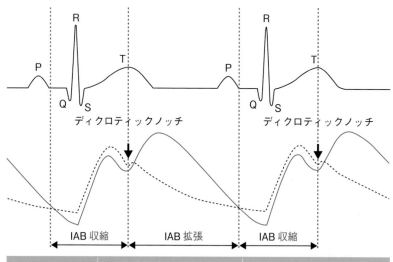

トリガー	バルーン拡張	バルーン収縮
心電図	Ｔ波の頂点	Ｐ波の終わり
動脈圧	ディクロティックノッチ	拡張末期圧が最低値

図18　IABP 正常機能時の動脈圧波形とパンピングのタイミング

補助効果の観察

IABP の補助によって心仕事量が軽減することで，患者の血行動態に期待した結果が出ているかを観察します．期待した結果とは，動脈圧上昇，頻脈改善，不整脈の減少，意識レベル改善，酸素化改善，尿量増加，末梢循環改善です．肺動脈カテーテルが挿入されていれば，PAWP 低下，CO（心拍出量）・CI（心係数）の上昇，$S\bar{v}O_2$ 上昇も指標となります．

ウィーニング（離脱）の要点

循環動態が回復したら IABP のウィーニングを検討します．ウィーニング中にショックの再発や血圧の 20% 以上の低下，不整脈の増加，胸痛出現などがあればウィーニングが心臓に負担になっている可能性があります（表4）．

表4　ウィーニングの方法

Rate ウィーニング	アシストを「1：1」→「1：2」→「1：3」と段階的に減らしていく 「1：1」から「1：2」にすることで補助率が 50% 半減し心仕事量が増す
Volume ウィーニング	バルーン容量を徐々に減らしていく．バルーンのポンピングを中断せず，徐々に膨張容量を減らすため，生理的といわれる

4-5 IABP 使用中の看護師の役割

- 出血はアラームが鳴らないため，定期的に目視で確認する
- 体位変換や腰のマッサージなどで苦痛を軽減する

チーム医療の中で，看護師は IABP が入っている患者に対してどのようなケアをすればよいのかを考えてみましょう．メインは，苦痛緩和とアラーム対処です．

患者の苦痛を想像しながら看護する

IABP が入っている患者は，バルーンが入っている足が動かせなかったり，ヘッドアップができなかったりするときがあります．それは，挿入しているほうの足を動かしたり，ヘッドアップをしてしまったりするとチューブが屈曲し，バルーンが適切に膨らまないことがあるからです．ですから，IABP を挿入している患者は，活動に制限があります．例えば，自分で寝返りを打つことを制限します．自分で激しく動いてしまうと IABP が抜けてしまうリスクが増すだけではなく，心臓にとっても安静とならないこともあります．ですから，IABP の患者に対しては，基本的に看護師が体位交換を行う必要があります．

IABP の患者に対する看護のポイントを挙げると，①安静の保持，②苦痛の軽減，③褥瘡予防，④下肢血流障害予防，⑤感染症予防，⑥精神的ケアの6つあります（**表5**）．体位変換は，これらの多くにかかわってきます．

①安静の保持を行う

IABP の患者に対して，最初に行わなければいけないことは，安静の保持です．下肢が屈曲するとパンピング不良を起こしたり，血管を傷つけてしまったりすることがあり，有効な治療を行うことが

表5　活動に制限がある患者のケア

ポイント	理　由	看　護
安静の保持	下肢の屈曲でパンピング不良となる 血管損傷の原因となる（出血など）	安静度の丁寧な説明 体位変換は 2 人で実施
苦痛の軽減	原則ベッド上安静であるためストレスが溜まる	体位変換やマッサージ 必要時，鎮痛薬
褥瘡予防	IABP は循環が悪い患者が適応となる 安静が長くなるとリスクが増す	体位変換 体圧分散マットレス
下肢血流障害予防	バルーン自体で血管を閉塞する 血栓形成で塞栓症を起こす	温罨法 定期的な動脈触知確認
感染症予防	鼠径部から大腿動脈にアプローチ 排泄汚染で感染しやすい	消毒（定期的，汚染時随時） 必要時，抗菌薬
精神的ケア	生命予後への不安 長期安静への不満	リエゾンチームの介入 頻繁な訪室と傾聴 安楽な体位セッティング

できません．バルーンは動脈に入っていますから，これが抜けてしまったら大量出血となります．まずは，患者が安静をしっかり維持できているかどうかに気を配りましょう．

　安静を維持するためには，患者の協力も重要です．ですから，患者に安静度についての丁寧な説明も行ってください．

　IABP のときに実施する体位交換は，患者の安全のために 2 人で行うことが原則です．

　また，せん妄の患者に IABP が使われることもあります．やむを得ない状況の場合は身体抑制の実施も視野に入れながら，可能な限り安全を考慮した看護を行います．抑制中も倫理的配慮を忘れてはいけません．

②苦痛の軽減に努める

　患者は原則としてベッド上で安静にしなければならないため，ストレスが溜まりやすい状況におかれています．そこで，体位変換や腰のマッサージを行って，苦痛の軽減に努めましょう．必要に応じて，鎮静薬や鎮痛薬の使用も検討します．

③体位変換をして褥瘡を予防する

　IABP の患者や術後の患者は，自分で動けないため同一体位が長くなったり，血行動態が悪いために褥瘡になりやすい状態です．褥

瘡の予防のために体位変換を行います．褥瘡の予防には，体圧分散マットレスの使用も有効です．

④下肢血流障害の予防

動脈に太いカテーテルとバルーンが入っているので，それが血管を閉塞してしまうことがあります．そうなると足が冷たくなったり，血液が流れなくなったりしてしまいます．また，カテーテルによって血栓が形成され，それが血流によって飛ぶこともあります．温罨法で温めて末梢の血管を開いてあげることや定期的に足の動脈を触知して，末梢循環の血流障害が発生していないかの確認も非常に大事です．

⑤感染症予防

バルーンやカテーテルという異物を体内に入れているので，感染の予防もしなければなりません．また，鼠径部から大腿動脈にアプローチすることが多いので，排泄による汚染があると感染しやすくなります．汚染時だけではなく，定期的に消毒を行い刺入部の観察をする必要があります．必要に応じて，抗菌薬も使用します．

⑥精神的ケア

精神的なケアは非常に大切です．多くの患者は長期間の安静に伴う不満をもっています．それだけではなく，生命予後への不安もあります．機械が自分のそばで常に耳障りな音を立てているわけです．そのような状態が数日～1週間もずっと続くとやはり不安に思うものです．特に，面会制限があるようなICUでは，家族はそばにいませんし，看護師も常についていられるわけではありません．IABPの患者は自分で身動きがとれず，精神的にも不安定であるため，ナースコールが多くなることがあります．患者の全人的苦痛を想像しながら対応したり，リエゾンチームにコンサルトしたり，楽な体位をセッティングしたりすることで，少しでも精神的な苦痛を取り除くように努めましょう．頻繁にベッドサイドで声をかけ，傾聴する時間を数分増やすだけでも十分な精神的なケアになります．

⑦出　血

出血は，IABPでは起こりやすいトラブルなので注意してください．出血があっても機械的に問題が生じているわけではないことか

ら，アラームは鳴りませんので，注意してください．

　出血の有無は，まずは目視で確認します．出血があったときは，出血はどの程度なのか，カテーテルが抜けていないかを確認します．夜中でも定期的に挿入部を見せてもらい，確認しましょう．

　出血への対処は，まず止血を行います．それと同時にすぐにドクターコールです．状況によっては医療チームで連携し，バルーンの抜去を検討します．

コラム　**負の感情は患者に伝わってしまう**

　同じ患者からナースコールが頻繁に鳴ることがあると，心情として，「またあの患者さんか」と思ってしまうようなことがあるかもしれません．もし，そのような気持ちになってしまったら，患者の立場を自分のことに置き換えてみてください．すると，頻繁なナールコールは当然のことであると理解できるはずです．看護師の負の感情は必ず患者に伝わってしまいます．看護師こそが「いつ，どんなときでも，患者さんの体位をしっかり整えるんだ」「苦痛を緩和するんだ」という気持ちをもって看護に臨みましょう．

アラームにはどう対処する？

　IABPでよく耳にするアラームは，①ガス漏れ，②高圧，③トリガー不良の3つです．これらのトラブルについて，そのチェックポイントと対処方法を説明します（**表6**）．

①ガス漏れ（アラームあり）

　バルーンの膨張・収縮にはヘリウムガスが使用されています．ガス漏れが起こるとアラームが鳴ります．

トラブル対処のしかた

　アラームが鳴ったら，「チューブ接続部にゆるみはないか」「モニタのガス駆動の変化の確認」を行ってください．まれなケースですが，バルーンが破けていることもあります．

表6　主なトラブルとその対処方法

トラブル アラーム	チェックポイント	対　処
出　血	アラームなし：目視でどの程度か，抜けていないか確認	止血 抜去を検討（チーム連携）
ガス漏（ヘリウムリーク）	アラームあり：チューブ接続部のゆるみ，モニタのガス駆動の変化，バルーン破裂	接続部ゆるみをなくし問題なく作動するか確認 チューブ内に血液があれば速やかの抜去（チーム連携）
高　圧	アラームあり：チューブが折れていないか，X線写真でバルーンの位置は適切か確認	チューブ折れを直す 下肢屈曲を確認
トリガー不良	アラームあり：バルーン拡張のトリガー（心電図または動脈圧）が適切か確認	トリガーの変更（動脈圧のほうがブレが少ない），心電図のときはR波を大きな誘導へ，電極の貼り替え，安静

　チューブ接続部にゆるみがあったら，ゆるみをなくしてバルーンが適切に作動しているかを確認します．もし，チューブ内に血液があったら，バルーンが破れている可能性があります．医師や臨床工学技士（CE）にコールし，医療チームで連携して速やかに抜去を検討してください．

　チューブの途中にある接続部は，チューブの取り外しが簡単にできるような構造にしてあります．この構造は患者が不用意に足を動かしても挿入部からIABPが抜けず，接続部が外れることで挿入部自体のトラブルを予防するというメリットもあります．一方で，抜けてほしくないときに外れてしまうと心臓に負担をかけるというデメリットもあることを念頭においてください．

②高圧（アラームあり）

　バルーンが適切に膨らまないと圧が高くなることがあります．チューブがどこかで折れ曲がっていたり，ねじれたりしているときはバルーンがうまく膨らみません．また，バルーンの位置がずれているときにも高圧になります．このとき，バルーンの高圧になっていることを知らせるアラームが鳴ります．

トラブル対処のしかた

　このような場合は，チューブの折れ曲がっている部分を探し

て直します．下肢が屈曲によってチューブが折れ曲がっている
ことがあるので，下肢の確認もしましょう．X線撮影でバルー
ンの位置も確認してください．チューブの折れ曲がりが原因で
はない場合は，シリンジでバルーンを拡張させることも検討し
ます．

③トリガー不良（アラームあり）

トリガー不良とは，トリガーに利用する生体反応（動脈圧 or 心
電図）が適正にキャッチできないことやタイミング不良のことです．
心電図モニタや動脈圧モニタを確認します．また，膨張・収縮のタ
イミングがうまくとれていない状態になっていないか確認します．
例えば，心電図モニタの波形が大きくぶれているときは，バルーン
をどこで膨らましたらよいかわかりませんから，そのことをアラー
ムで教えてくれるわけです．

トラブル対処のしかた

このときは，バルーン拡張のトリガーが適切かどうかを確認
し，適切でなければトリガーを変更します．心電図より動脈圧
のほうがブレが少ないですから動脈圧に合わせるとよいでしょ
う．心電図のときは，R波を大きなほうへ誘導し，電極の貼り
替えや患者を安静な状態に保つことで対処します．

④その他のアラーム

バッテリー電力が低下してもアラームが鳴ります．AC コンセン
トが抜けていないかを定期的に確認する必要があります．

オーグメンテーション圧（IABP 補助大動脈拡張期圧）が低下す
るとアラームが鳴ります．タイミングの調整やアシストの見直しを
行います．患者の状態に合わせてアラーム設定をすることも大切で
す．

4-6 PCPS（経皮的心肺補助装置）

- 循環不全がある場合の一時的な補助循環装置である
- PCPS は逆行性灌流であるため，補助する流量によっては左心室の後負荷になる可能性がある
- 右上腕は左上腕に比べて PCPS からの血流の影響は受けにくいため，自己肺からの血流を反映しやすい

PCPS とは

PCPS（経皮的心肺補助装置）は，脱血した血液を人工肺で酸素化し，動脈へ送血することで流量を補助する装置です（**図19**）．脱

●PCPS
percutaneous car-
dio-pulmonary sup-
port

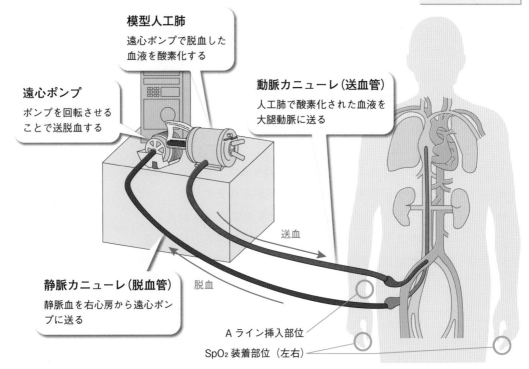

図 19　PCPS（経皮的心肺補助装置）

血管は大腿静脈から右心房へ挿入し，遠心ポンプを使って血液を脱血し，大腿動脈に送血します．また，脱血した血液は人工肺で酸素化します．人工肺で酸素を付加したあと，フィルタで空気や異物の除去をします．

●PCPS と V-A ECMO
経皮的心肺補助装置の PCPS という呼び方は，日本での呼び方である．世界的には V-A ECMO という．

PCPS の管理のポイント

　PCPS の管理は，①補助流量，②平均動脈圧，③中心静脈圧，④混合静脈血酸素飽和度，⑤ヘマトクリット，⑥尿量の値を指標に，補液や PCPS 流量，人工肺の酸素化の程度を決めます．目標流量は全体の 70％ を目安にします（表7）．

　補助流量は 2.0〜3.0 L/min（50 mL/kg/min），平均動脈圧は 70 mmHg 以上，中心静脈圧は 5〜15 mmHg，混合静脈血酸素飽和度は 70％ 以上，ヘマトクリットは 30％ 以上，尿量は 1 mL/kg/hr 以上で管理することをめざしますが，全身状態が悪い患者では，これらは不安定になります．チームで管理指標を共有して看護します．

　自己肺はなるべく休ませます．PCPS で十分酸素化できますので，呼吸器の設定は軽い PEEP（呼気終末陽圧換気）程度でよいでしょう（表8）．肺もほとんど負荷をかけずに休ませることが基本です．

> **おさえよう！**
>
> 　PCPS は，心臓による循環を 100％ 補助するものではなく，70％ 補助する装置です．ということは，残りの 30％ は自分の肺で酸素化したものを自分の心臓で全身に送り出さないといけないということです．

表7　PCPS 補助のアセスメント項目

①補助流量：2〜3 L/min（50 mL/kg/min）
②平均動脈圧：≧70 mmHg
③中心静脈圧：5〜15 mmHg
④混合静脈血酸素飽和度：≧70％
⑤ヘマトクリット：≧30％
⑥尿量：≧1 mL/kg/hr

表8　PCPS の管理のポイント

①循環不全がないことが必須
②自己肺はなるべく休ませる
　人工呼吸器設定は軽い PEEP 程度でよい

ミキシングポイントのアセスメント

　PCPS からの補助血は逆行性灌流です．つまり，PCPS から送り出された血液は自分の心臓から出た動脈血と流れる向きが反対になります．ですから，途中でぶつかり合うわけですが，このぶつかり混ざり合う場所をミキシングポイントといいます（**図 20**）．このミキシングポイントを理解することが重要です．

　ミキシングポイントがわかれば，どの程度 PCPS が補助しているか，さらに自己心がどれだけはたらいているかを推測することができます．PCPS が全体流量の 70% を補助しているとき，ミキシングポイントは左鎖骨下動脈の周辺になります．ミキシングポイントをアセスメントするときには，右上腕や左上腕の SpO_2 や血液ガスを

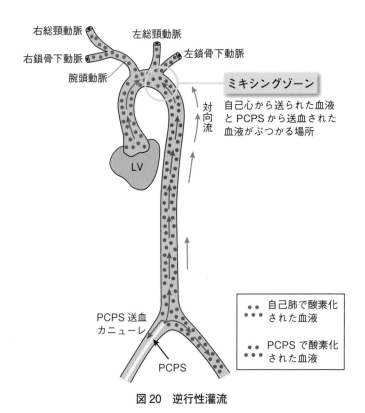

図 20　逆行性灌流

みます．有効なPCPS補助下では，右上腕は腕頭動脈を介して自己肺で酸素化されて自己心が送り出した血液で維持されています（図20）．そのため，肺の機能が低下していると右上腕の血液ガスやSpO_2は低値となります．このように右上腕のデータは自己肺・自己心の機能評価の指標となります．一方で，左上腕のほうは，肺で酸素化された血液とPCPSで酸素化された血液が通常左鎖骨下動脈のあたりで混ざり合うため，PCPSで酸素化された血液も左上腕へ流れます．機械的に酸素化された血液が流れるため血液ガスデータは左右で乖離します．左上腕のSpO_2は全体流量の70％を補助したPCPS使用下では，100％を維持し，SaO_2も高値となるはずです．

　以上のことから，右上腕と左上腕の血液ガスやSpO_2を比較すれば，どの程度自己肺と自己心が機能しているか，またPCPSの補助が有効かをアセスメントすることの一助になります．つまり，患者の肺がどれだけ休んでいるのか，患者の心臓がどれだけ動いているのかを評価することができます．

　PCPS送血に対して，自己心拍出量が10％程度で近位弓部，25％で遠位弓部，50％になると腹腔動脈付近でミキシングポイントが形成されるといわれます．ミキシングポイントが左心室に近いほど左右の血液ガスの値が近似値となります．つまり，機械的に酸素化したPCPSの流量が右鎖骨下動脈にまで流れ込んでいることを表しています．これは機能が低下した左心室のほうへPCPSの補助流量が押し込まれていることを意味します．補助が強いか，左心室機能がかなり低下しているかのどちらかの状態になるとこのような現象が起きます．PCPSによって灌流されている領域は，自己心の拍出量とPCPSの流量によって変化します．ミキシングポイントを探る重要性はここにあります．

PCPSは逆行性灌流

　PCPSは逆行性灌流ですから，補助が強いと左心の後負荷が増大し，PCPSは心臓や肺を休ませるために使用しているにもかかわらず，逆に心臓に後負荷をかけてしまいます．こうなると何のためのPCPSかわかりませんので，PCPSを実施しているときはIABPで左心室の後負荷軽減のサポートをすることが多いということは覚えておきましょう．

PCPS ウィーニングの要点

　心肺を休めたあとに PCPS の離脱を検討する際は，流量を下げたとき自己肺で酸素化された血液がどこまで流れているか，自己心がどこまで血液を流す力があるかをイメージして，左・右上腕の血液ガスや SpO_2 をみる必要があります．つまり，自己心からの心拍出量が適切に維持できているかどうかを評価する目的で右上腕と左上腕の血液ガスや SpO_2 を比べます．左右上腕の SpO_2 を継続的にモニタリングし比較することで，血液ガスを取らなくても自己肺・自己心の状態や PCPS の流量補助の程度を間接的に評価することができます．

　自己心が回復すると自己肺で酸素化された血流が増加します．その結果，右上腕の血液ガス値と PCPS 回路内の血液ガス値が乖離します．つまり，右上腕には PCPS で酸素化された血流がほとんど流れてこなくなります．さらに自己心拍出増大とともに大動脈弓から分岐するすべての動脈に PCPS で酸素化した血液が流れてこなくなるため上半身は低酸素になる可能性があります．そのため自己心拍動を認めはじめたときは，呼吸器設定を正常に戻します．

トラブルの対処法

　PCPS 管理で最低限知っておく必要のあるトラブルは，①Low Flow アラーム，②刺入部出血，③下肢のチアノーゼ・下肢虚血の3つです．これらのトラブルについて，そのチェックポイントと対

表9　PCPSの主なトラブルと予防対応

トラブル	チェックポイント	予防
Low Flow アラーム	回路のふるえ，流量の不安定さ→血圧の低下，尿量減少	回路の折れはないか 循環の指標に沿って，脱血不良/送血不良/循環血液量不足を是正
刺入部出血	下肢の屈曲，ラインの抜けACT 測定，血小板，血尿	止血 抗凝固療法管理（目標 ACT の共有） 血漿板や FFP の輸血
下肢のチアノーゼ下肢虚血	ドップラーで下肢血流・左右差の確認	送血回路から後脛骨動脈へのバイパスの検討

処方法を説明します（**表9**）.

① Low Flow アラーム

Low Flow とは，流量不良のことです．脱血不良，送血不良，循環血液量不足があるときに Low Flow アラームが鳴ります．回路が折れていても，適切な血流量を保つことができないため Low Flow アラームが鳴ります．

Low Flow によるトラブルは，アラームが鳴る前に気づく方法があります．それは，回路を手で握って触ってみることです．脱血不良や循環が維持できていないときは回路が少しふるえています．血圧の低下や尿量減少が起こります.

トラブル対処のしかた

アラームが鳴ったら，至急，医師に報告します．回路の震えと補助流量がどの程度不安定なのかをチェックしてください．

対処方法は，まずは回路に折れ曲がりがないかどうか確認し，折れ曲がりがあれば直します．そして，循環の指標に沿って，脱血不良，送血不良，循環血液量の不足を是正してください.

② 刺入部出血

PCPS の抗凝固管理は，ACT150～200秒を目標にします．遠心ポンプと人工肺の血栓予防も重要です．一方で易出血となるため，脱血管や送血管を刺している箇所は出血によるトラブルを発生しやすくなります.

トラブル対処のしかた

定期的に下肢の屈曲，ラインの抜け，活性凝固時間（ACT）測定，血小板，血尿をチェックしてください．出血が起こったらまずは止血します．そして，抗凝固療法管理（目標ACT），血小板や新鮮凍結血漿（FFP）の輸血で対処します．ラインの抜けは，致命的になることがあります．送血管が抜けると大出血を起こします．脱血管が抜けると空気を全身に流すことになります．いずれにしても PCPS が抜けたら，脱血管・送血管の両回路を鉗子でかみます.

③下肢のチアノーゼ・下肢虚血

IABP や PCPS は，太いカテーテルを下肢から入れているため，刺入部から末端が虚血を起こしてしまうことがあります．

> **トラブル対処のしかた**
>
> ドップラーで下肢血流や左右差を定期的に確認し，送血回路から後脛骨動脈方向へのバイパスを検討します．

> **メモ　膜型人工肺**
>
> ①血漿リーク：人工肺を長期間使用した場合は，膜の疎水性が低下し血漿がガスの流れる側に漏れ出てきます．ガス交換能が低下するため回路交換が必要です．
>
> ②ウェットラング（wet lung）：血液が膜型人工肺を通るときに生じる温度差によって水蒸気が発生し，それが結露のような状態，つまりウェットラングとなります．ガス交換能が低下するため，適宜酸素をフラッシュして結露を飛ばします．

PCPS の回路が外れてしまったら

PCPS の回路が万一外れてしまった場合は緊急事態になります（表10）．刺入部から抜けたときと同様のことが起こります．

●脱血側が外れた場合

脱血側は血液を装置に引き込むほうですが，こちらが外れてしまうと血液ではなく空気が遠心ポンプに吸い込まれ，空気が全身に送られてしまうことになります．遠心ポンプ自体に問題ないので，血液が入ってこなくてもずっと回り続けます．つまり，空気を体に送

表10　PCPS の回路が外れたときの対応

状　況	対　処
脱血側：空気を体に送ることになる 送血側：大量出血	回路の脱血側と送血側を鉗子で噛む 心肺蘇生法（CPR）を実施する

●CPR
cardiopulmonary re-
suscitation

り続けるということになります．ですから，すぐに回路をクランプしなければ脳血管障害が起こります．

●送血側が外れた場合

　送血側が外れると大量出血となります．脱血側から血液ポンプで引き込んだ血液が回路の外に放出されるだけではなく，送血管は動脈に差し込まれていますから，そこからも出血が起こります．補助している量によりますが，1分間に2〜3Lの補助をしていれば大量出血が起きます．PCPSでは，まずは回路が外れないように細心の注意を払ってください．PCPSを実施している場合，患者は鎮静されていることが多いのですが，それはストレスの軽減や代謝を抑えることのほか，PCPSによるトラブルを防ぐ意図もあります．

略 語

% FS	% fractional shortening 左室内径短縮率
AMI	acute myocardial infarction 急性心筋梗塞
ALS	advanced life support 二次救命処置
AR	aortic regurgitation 大動脈弁閉鎖不全症
ARDS	acute respiratory distress syndrome 急性呼吸促迫症候群
AS	aortic stenosis 大動脈弁狭窄症
AVP	aortic valve plasty 大動脈弁形成術
AVR	aortic valve replacement 大動脈弁置換術
BLS	basic life support 一次救命処置
BPS	behavioral pain scale
BT	bacterial translocation バクテリアルトランスロケーション
CABG	coronary artery bypass grafting 冠動脈バイパス術
CI	cardiac index 心係数
CO	cardiac output 心拍出量
COPD	chronic obstructive pulmonary disease 慢性閉塞性肺疾患
CPOT	critical-care pain observation tool
CPR	cardiopulmonary resuscitation 心肺蘇生法
CRT	capillary refilling time 毛細血管再充満時間
CVP	central venous pressure 中心静脈圧
DBP	diastolic blood pressure 拡張期血圧

DCM	dilated cardiomyopathy 拡張型心筋症
DES	drug-eluting stent 薬剤溶出性ステント
EF	ejection fraction 左室駆出率
EGDT	early goal-directed therapy 早期目標指向型治療
ERAS	enhanced recovery after surgery 術後回復能力強化プログラム
ESSENSE	essential strategy for early normalization after surgery with patient's excellent satisfaction
EVAR	endovascular aortic repair 腹部大動脈ステントグラフト内挿術
GCS	glasgow coma scale グラスゴー・コーマ・スケール
GEA	gastroepiploic artery 胃大網動脈
IABP	intra-aortic balloon pumping 大動脈内バルーンパンピング
ICDSC	intensive care delirium screening checklist
ICU-AW	ICU-acquired weakness
IHD	ischemic heart disease 虚血性心疾患
ITA	internal thoracic artery 内胸動脈
LAP	left atrial pressure 左心房圧
LOS	low cardiac output syndrome 低拍出量症候群
LVEDP	left ventricular end-diastolic pressure 左室拡張末期圧
MAP	mean arterial pressure 平均血圧
MODS	multiple organ dysfunction syndrome 多臓器不全

MR	mitral regurgitation 僧帽弁閉鎖不全症	REE	resting energy expenditure 安静時エネルギー消費量
MS	mitral stenosis 僧帽弁狭窄症	RHF	right-sided heart failure 右心不全
MVP	mitral valve plasty 僧帽弁形成術	RVDP	right ventricular diastolic pressure 右心房拡張期圧
MVR	mitral valve replacement 僧帽弁置換術	RVP	right ventricular pressure 右心室圧
NRS	numeric rating scale	RVSP	right ventricular systolic pressure 右心室収縮期圧
PADP	pulmonary arterial diastolic pressure 肺動脈拡張期圧	SAS	sedation-agitation scale
PAP	pulmonary artery pressure 肺動脈圧	SBP	systolic blood pressure 収縮期血圧
PASP	pulmonary artery systolic pressure 肺動脈収縮期圧	SIRS	systemic inflammatory response syndrome 全身性炎症症候群
PAWP	pulmonary artery wedge pressure 肺動脈楔入圧	SOFA	sequential organ failure assessment
PCI	percutaneous coronary intervention 経皮的冠状動脈形成術	SSI	surgical site infection 手術部位感染
PCPS	percutaneous cardiopulmonary support 経皮的心肺補助	SV	saphenous vein 大伏在静脈
PICS	post-intensive care syndrome ICU 後症候群	TAVI	transcatheter aortic valve implantation 経カテーテル大動脈弁植込み術
PMI	perioperative myocardial infarciton 周術期心筋梗塞	TAVR	transcatheter aortic valve replacement 経カテーテル的大動脈弁置換術
PTCA	percutaneous transluminal coronary angioplasty 経皮的冠動脈形成術	TEVAR	thoracic endovascular aortic repair 胸部大動脈ステントグラフト内挿術
PTSD	post traumatic stress disorder 外傷後ストレス障害	VAD	ventricular assist device 補助人工心臓
RA	radial artery 橈骨動脈	VAE	ventilator-associated events 人工呼吸器関連イベント
RAP	right atrial pressure 右心房圧	VAP	ventilator-associated pneumonia 人工呼吸器関連肺炎
RASS	Richmond agitation-sedation scale		

索引

最もシンプルで，しかもポイントがよくわかる
心臓血管外科の術後管理と看護

2020 年 1 月 25 日発行	第 1 版第 1 刷
2022 年 8 月 10 日発行	第 1 版第 2 刷 Ⓒ

著　者　山中源治，小泉雅子

発行者　渡辺嘉之

発行所　株式会社　総合医学社

〒101-0061　東京都千代田区神田三崎町 1-1-4
電話 03-3219-2920　FAX 03-3219-0410
URL：https://www.sogo-igaku.co.jp

Printed in Japan　　　　　　　　　　　シナノ印刷株式会社
ISBN978-4-88378-682-4